Quintessence DENTAL Implantology 別冊

究極のインプラント治療への挑戦

Osseointegration study club of Japan

オッセオインテグレイション・スタディクラブ・オブ・ジャパン

4thミーティング　抄録集

編　宮本泰和

本別冊は、2005年6月18日（土）、6月19日（日）に東京・笹川記念会館で開催された「オッセオインテグレイション・スタディクラブ・オブ・ジャパン　4thミーティング：究極のインプラント治療への挑戦」を再編集したものである。

クインテッセンス出版株式会社

序

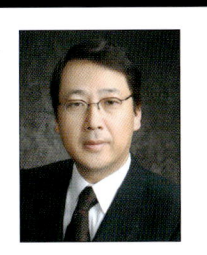

会長　宮本泰和

　2006年、インプラント治療は以前にも増して急速な勢いで進歩しています。特に、組織移植やティッシュエンジニアリングを軸とした「再生歯科」の進歩により、インプラント治療の適応症は飛躍的に拡大されてきました。しかし一方で、この急速な変化の中、正しい情報選択し、整理することが困難な状況になっていることも事実です。患者に、安全で、長期的に安定した結果をもたらす治療を提供するためには、日々研鑽を重ね、どれが正しい情報で何が最良の方法なのかを見極めていくことが重要であり、そのためにOJのようなスタディークラブの存在が必要なのです。

　このような歯科界のニーズに対応すべく発足したOJは、今年で5年の節目を迎えます。「スタディークラブやインプラントシステムの垣根を越えて、もっと広い視野でインプラント治療を発展させ、日本から世界に向けて羽ばたく歯科医を育てられるような環境を作ること」というOJの目標に向けて着実に前進し、日本のインプラント治療に大きな刺激と影響力を持つまでに成長してきたと感じています。2005年9月にロサンゼルスで開催されたOsseointegration Study Club of Southern California（OSCSC）との合同ミーティングでは、本会から選出された4名の先生がプレゼンテーションを行い、大変高い評価を得ることができました。言葉のハンディキャップはあるものの、治療技術のレベルは世界水準に達していると感じることができました。この4名の先生方にとって海外での発表は良い経験であったと思いますし、さらに研鑽を積まれて、より大きな舞台へとステップアップしていただきたいと思います。

　今回の4thミーティング抄録集も、大変レベルの高いすばらしい内容のものばかりです。冒頭にも申し上げましたように、インプラント治療の進歩は非常に速く、テキストブックを作るのが難しいくらい日進月歩のスピードで進んでいるのを感じます。毎年発刊されるこのOJの抄録集がインプラント治療の潮流を確実につかみ、テキストブックの役割を果たせるようになるよう望んでいます。

　ひとりでも多くの先生方が本書や本会を利用していただき、多くの患者に最善の治療を提供していただけることを念じて、発刊の言葉とさせていただきます。

CONTENTS

会員発表

- 下顎前歯部骨欠損におけるチタンメッシュを使用した水平垂直加骨法
  五十嵐 一 **10**

- オステオトームを用いた上顎洞底挙上術
  ―共鳴振動周波数分析(Osstell)による評価―
  金城清一郎 **14**

- β-TCPによる上顎洞挙上手術の臨床
  久保田 敦 **18**

- 上顎骨量不足の難症例におけるインプラント治療
  木津康博、山根源之 **22**

- さまざまな回転防止機構の検証および取り扱いについて
  畑中卓哉 **26**

- 前歯単独インプラントについての考察
  望月一彦 **30**

- インプラント患者への再治療
  岡崎英起 **34**

- 審美性を獲得するための治療オプション
  北島 一 **38**

- インプラントナビゲーションシステム
  ―日本の研究、技術を世界の舞台に夢見て―
  十河基文、前田芳信 **42**

- 裂開症例における抜歯後即時埋入インプラント
  林 揚春 **46**

CONTENTS

シンポジウム1

- 補綴主導型インプラント治療のためのGBR

  石川知弘 **54**

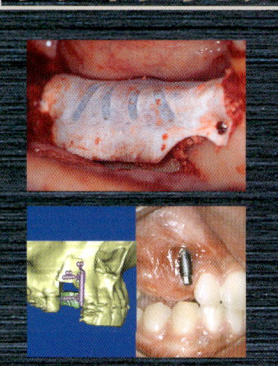

- 歯槽骨延長はGBR・骨移植を超えたか？

  三次正春 **62**

シンポジウム2

- インプラント周囲組織に対するマネージメント
  ―ペリオドンタルマイクロサージェリーの応用―

  南　昌宏 **74**

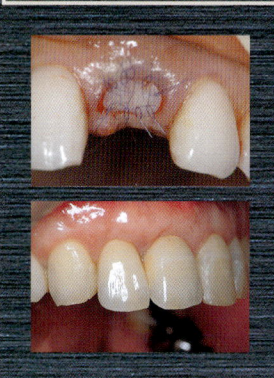

- インプラント周囲軟組織に対する
  歯周形成外科の応用

  夏堀礼二 **82**

シンポジウム3

- インターディシプリナリーアプローチにおけるインプラントの過去と現在

  木原敏裕 **92**

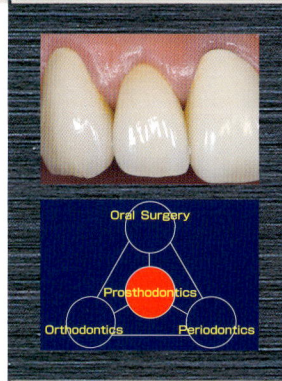

- インプラント治療におけるインターディシプリナリーとマルチディシプリナリー

  萩原芳幸 **100**

総　括

- 通常の形態とスキャロップ形態を持つインプラントによる審美的な治療法
  ：成功のための5つの生物学的な要素について

  Sascha A. Jovanovic **108**

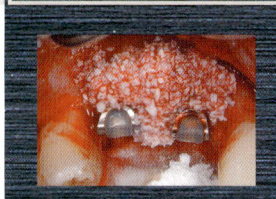

執筆者一覧 (五十音順、敬省略)

五十嵐　一（五十嵐歯科京都インプラント矯正センター）

石川知弘（石川歯科）

岡崎英起（横田歯科医院）

北島　一（北島歯科医院）

木原敏裕（木原歯科医院）

金城清一郎（泊ヒルズ歯科）

木津康博（東京歯科大学オーラルメディシン・口腔外科学講座）

久保田　敦（クボタ歯科・インプラントセンター）

十河基文（大阪大学歯学部附属病院口腔総合診療部）

夏堀礼二（夏堀デンタルクリニック）

萩原芳幸（日本大学歯学部附属歯科病院特殊診療部歯科インプラント科）

畑中卓哉（FIT INデンタルラボラトリー）

林　揚春（優ビル歯科医院）

前田芳信（大阪大学先端科学イノベーションセンター）

望月一彦（石川歯科）

南　昌宏（南歯科医院）

三次正春（香川県立中央病院歯科口腔外科）

山根源之（東京歯科大学オーラルメディシン・口腔外科学講座）

Sascha A. Jovanovic（UCLA教授）

4thミーティング委員およびファウンダー (五十音順、敬省略)

会長

宮本泰和

副会長

木原敏裕、土屋賢司、西村　眞

常任理事

上田秀朗、岡田隆夫、榊　恭範、夏堀礼二、船登彰芳

ファウンダー

伊藤雄策、糸瀬正通、稲川英史、榎本紘昭、大塚　隆、小野善弘、河津　寛、河原英雄、小宮山彌太郎、佐藤直志、菅井敏郎、添島義和、筒井昌秀、内藤正裕、中村公雄、中村社綱、波多野尚樹、細山　愃、本多正明、村上　斎、森本啓三、山﨑長郎

会員発表

五十嵐　一
金城清一郎
久保田　敦
木津康博
畑中卓哉
望月一彦
岡崎英起
北島　一
十河基文
林　揚春

会員発表

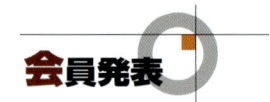

下顎前歯部骨欠損におけるチタンメッシュを使用した水平垂直加骨法

五十嵐 一

五十嵐歯科京都インプラント矯正センター

はじめに

大きな垂直、水平骨欠損が生じた場合、現在の選択肢としては①e-PTFE膜（ゴアテックス）②チタンメッシュ③ディストラクションなどがある（表1、2）。今回、チタンメッシュ、自家骨、結合組織を用いて欠損部の修復を行ったケースを紹介したい（症例1）。

男性50歳代、下顎左側部1～4部にゴルフボールが当たり歯槽骨を喪失。既往歴特になし。外傷を受けて、大学病院にて、動揺のため上顎5～5のワイヤー固定、その後当歯科に来院（症例1-a～d）。3D、Simplant、CTにより、どの程度の骨欠損か把握した（症例1-e～h）。この場合、上記に述べたように、施術方法としてはディストラクション、e-PTFE膜、チタンメッシュがある。その中で、チタンメッシュを選択した。なぜなら、ディストラクションの場合、頬側骨の骨幅増大手術のため、移植を再度行う必要がある。ディストラクションはテクニック面で一般的でない（それなりに施術者の技術による）。e-PTFE膜は1～2歯対応のみに使用するのがベストである。もし、特に上下左右3番の欠損を含み、前歯あるいは小臼歯に伸びる欠損の場合、メンブレンに形態を付与するのが困難であり、TRメンブレンを使用しても、術後、固定が困難である。また、術後感染の危険性がチタンメンブレンより高いと思われる。術後2週間が勝負であるが、チタンメッシュの場合には血管再生が術部で生じ始める3～4日後に、血管供給が歯槽頂部、欠損部両方から得られる。大きな欠損の場合にはチタンメッシュが有利と思われる。上記施術方法の中で一番感染を起こしにくいのは、ディストラクションである。

GBRの原理

骨再生に不必要な細胞を排除し、骨前駆細胞の有糸分裂と走化性を促す方法である。スペースを確保することで骨形成因子の増殖が生じる。新生骨再生の条件：①血管に富んだ骨があること；②メンブレンによる広いスペース確保；③治療期間中メンブレンを軟組織で完全に被覆するということであるが、術後の感染により、骨、歯肉の両方を喪失する危険性を術者は大いに考慮すべきである。

自家骨の使用

自家骨、同種、異種骨を比較する。垂直的骨欠損の場合、骨伝導だけでなく、骨誘導を有する海面骨が適していると思われる。Bio-Ossなど、多孔性（pore）のある骨補填材を1：1で併用するなどの方法があり、多

表1 歯槽骨欠損の分類（Seibertの分類；1983）

Class 1	歯槽堤の高さは正常であるが唇（頬）舌的幅径が喪失している場合
Class 2	唇（頬）舌的幅径は正常であるが歯槽堤の高さ（垂直的高径）が喪失している場合
Class 3	歯槽堤の垂直的幅径および唇（頬）舌的幅径の双方とも喪失している場合

表2 骨造成法のオプション

オプション	
Approach	Simultaneous or Staged
Surgical technique	GBR；Bone splitting；Onlay grafting；Bone condensation；Sinus floor elevation
Augmentation material	Autograft；Allograft；Xenograft；Alloplast
Fixation device	Bone screws；Pins；Tags；Micro titanium mesh；Miniplates（Implant）
Barrier membrane	Bioabsorbable；Bioineart（non-absorbable）

症例1

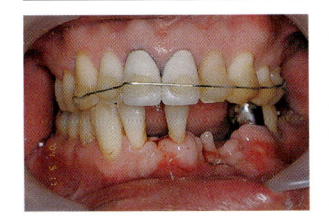

症例1-a　正面初診観。左下の打撲により骨が大きく喪失している。

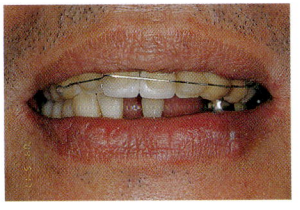

症例1-b　正面初診顔貌。

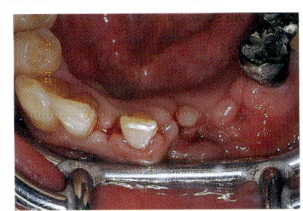

症例1-c　初診時。頬側骨がほとんどなくなっている。

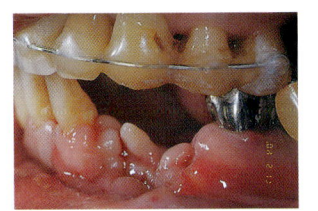

症例1-d　左側面初診時。垂直的に骨欠損が生じ、歯肉も同時に失っている。

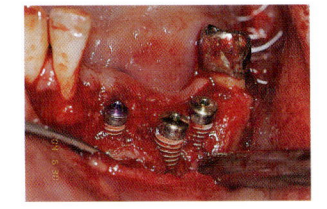

症例1-e　手術時。インプラントは露出し、垂直、水平的に骨を喪失している。

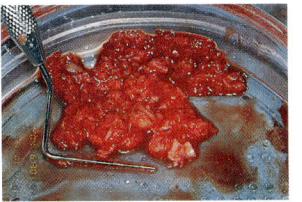

症例1-f　自家骨採取。

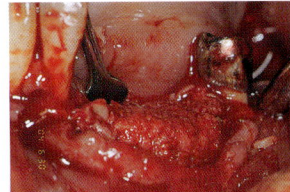

症例1-g　自家骨を術部に填入する。あまりきつく充塡しない。

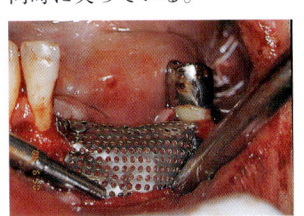

症例1-h　チタンメッシュをトリミングして、5mmのボーンタックにてセットする。

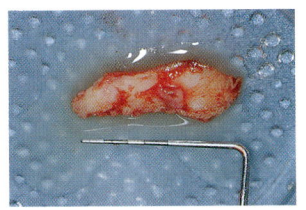

症例1-i　口蓋より結合組織を採取。

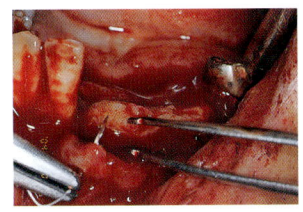

症例1-j　チタンメッシュの上に結合組織を置く。

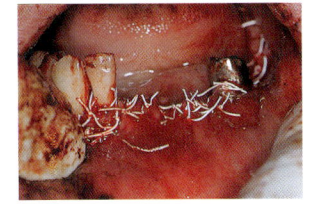

症例1-k　結合組織を挟み込むようにして、縫合を完了する。

数の成功が論文にも示されているが、本症例では、1回のセレクト（Nobel Biocareドリル、3枚刃）のドリリングで、0.1cc×11本＝1.1cc、そして、左側Ramusより、予備の骨を含めて0.7ccを採取できることから（3D画像でオペ前に術部必要な骨1.5ccがわかっている）自家骨のみの方法を選択した（症例1-i～k）。このことは、大きな骨欠損に、異、同種骨を多量に使用した場合、経年的に骨の吸収が起こりやすく、また自家骨を使ったとしても骨のリモデリングが緩慢であることから、現在、もし多量の水平、垂直加骨を目指す場合は自家骨が適当であると思われる（自家骨の形態には1～2mmまでが適していると言われている。実際、海面骨、皮質骨をバランスよく入れる）。また自家骨は、移植骨の露出を防ぎ、骨形態をしっかり作り出せる利点がある。文献によれば、自家骨とメッシュの組み合わせは、移植後の吸収量が10％以下と言われている。オンレーグラフトの方法もあるが、移植した骨の60～70％が吸収することがある。また、移植骨が安定するまでに約3年を要すという報告もある。

結合組織の使用

結合組織をメッシュの上部に固定縫合するのは、切開線を歯槽頂部に求め、また外傷を受けていることから歯肉部分の厚みが一定でなく、術後、減張切開を加えてもテンションがかかり、裂開しやすくなる。このような症例の場合は、術者は術後の感染裂開にもっとも注意を払うべきで、骨膜が二層構造になっており、結合組織性膜であることを考えると、内部のシャーピー線維がすぐに挿入された結合組織と結び付き、メッシュの内部に入り込もうとする。これにより、メッシュ、骨膜がタイトに接合され、感染を防ぐ。もし、大きな欠損部でゴアメンブレンを併用し、本症例のように上下左右3番を含む欠損の場合、角度が変化することから完全な接合が困難となり、骨膜とメンブレン間に感染物質が入りこみ、骨が十分にできないこととなる。このために一次手術時に結合組織を併用し、創の閉鎖を目指す。

会員発表

症例1

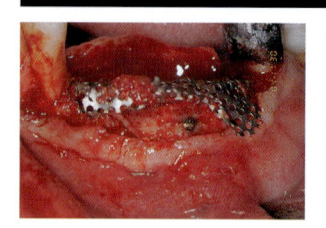

症例1-l　二次手術時。ていねいにチタンと骨膜を剥がしながら、チタンを露出させる。

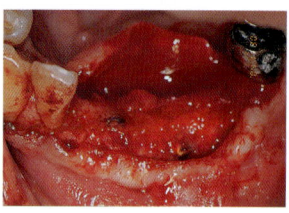

症例1-m　未熟ではあるが、骨が増生されたことが確認できる。

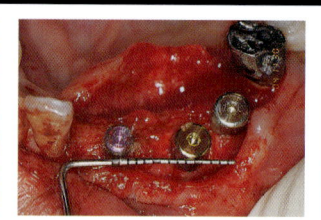

症例1-n　ヒーリングスクリューのセット。

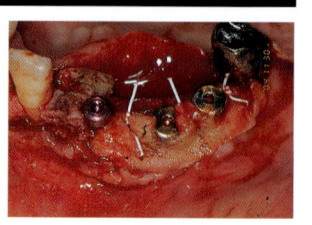

症例1-o　二次手術時に再度結合組織移植を行う。このことで、歯肉の退縮を防ぐ。

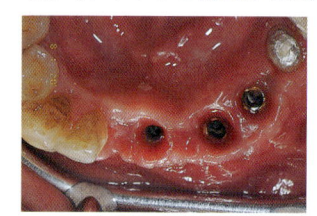

症例1-p　上から見た像。水平、垂直骨増生がなされている。

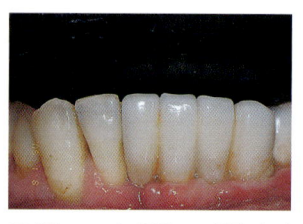

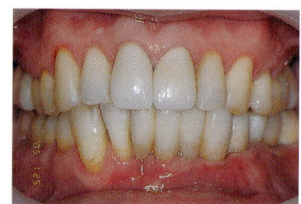

症例1-q　完成時。下顎正面像。

症例1-r　完成時。上下顎正面像。

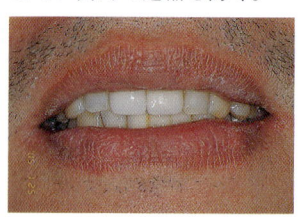

症例1-s　完成時顔貌。ほぼ、受像時前の状態に戻った。

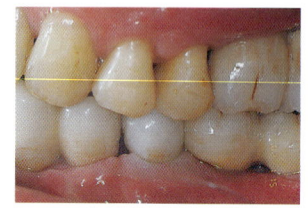

症例1-t　全体的には満足した状態になった。

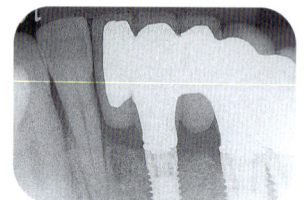

症例1-u　左下X線像。
症例1-v　左下X線像。骨がインプラント全体を覆っている。

チタンメッシュの内部で何が起こっているのか

　メッシュの下には骨膜が再生されている。つまりメッシュを通して、骨膜が上下に分かれた状態になる。メッシュ除去時（5ヵ月後）でも、再生された骨面は軟らかく、膜のような状態に見える。しかし、この間、結合組織などで増やされた歯槽頂部と骨体部からの血液供給を得られることから、歯槽頂のトップ部分までの骨の再生が可能になる。多くの文献が示すように、このような手術は形態の固定が成否を分けることから、アンダーカット部分にまでしっかり固定できる動揺の少ないメッシュは非常に有効な手術方法と思われる。

（注意）このメッシュの内部に吸収性メンブレンを入れる方法があるが、この場合、歯肉部とメッシュ下の骨膜の接合は期待できず、かえって、しっかりした骨形態を作り出すのは困難となる。

　二次手術時に結合組織移植を行わなかった同様の症例では、ピンクポーセレンでの形態を選択しなければならず、審美性の回復は困難となる。二次手術時にメッシュ除去とともに、再度歯頸部に結合組織の移植、これは、チタンメッシュ除去時、生物学的幅径を考えるならば、3～4mmの高さが歯肉部に必要となる（症例1-l, m）。

　骨面は平面であり、当然0.5～1mmの幅のメッシュがなくなるので

あるから、歯肉ラインは下がる。それを防ぐために再度CTGの移植をする（症例1-n～v）。

考察

　増骨された骨のリモデリングが緩慢であることは論説されているとおりであるが、これが長期にわたって維持できるかは、これからの問題である。しかし、歯槽頂からの骨への血液供給のため歯肉部の厚みを結合組織移植により、3～4mmとして、リモデリングのための血液供給の道を作り出しておけば、長期にわたる骨形態の維持が可能となる。また、チタンメッシュがe-PTFE膜同様、術後開口した場合の取り扱いにも注

表3 文献的考察から

・チタンメッシュによるGBR法は比較的予知性の高い術式と言える
・可及的に自家骨のみで行うのが好ましい
・1回の手術で垂直的、水平的、両方向の増量、さらにはインプラントの埋入が可能である
・Distruction operationに比べ、増量した骨の安定性に劣る。Distructionは術後感染の心配がない。しかし、手術法の熟達度に左右される
・Meshの露出を見ても、膜に比べて感染する可能性は低い

表4 結合組織の重要性

なぜ、手術時に結合組織を使うのか？
　もし、膜を被覆する結合組織が薄かったり、よけいな緊張をあたえられると、結合組織内の血流も悪くなり、その事により代謝障害が起こることになります。最悪の場合には、粘膜の裂開が起こることもあり得ます。被包される運命にある膜を覆う粘膜結合組織は、ゆったりさせる必要があります…

下野正基監／井上 孝、武田孝之
インプラントの病理と臨床から引用

骨膜は二層構造 → 骨形成能を有する結合組織性膜で、緻密骨の周囲を取り囲んでいる

内層（細胞層）―骨細胞と骨の前駆細胞、微細血管による血液供給外層（緻密な繊維で構成）―シャーピー線維が骨膜の細胞層を貫き基礎層板内に及ぶ

意を払う必要があるが、いずれにせよ、大きな骨欠損の場合、自家骨、チタンメッシュの組み合わせは、大きな再生能力を秘めていると思われる（表3、4）。

この稿を終えるにあたって、宮本泰和先生、伊藤雄策先生、宇野澤秀樹先生に御指導いただき、お礼を述べさせて頂きます。

また、これらの方法に興味のある方は、クインテッセンスのOsseous Reconstruction of the Maxilla and the Mandible Philip J. Boyne. DMD.MS著を御一読下さい。

参考文献

1. von Arx T, Hardt N, Wallkamm B. The TIME technique: A new method for localized alveolar ridge augmentation prior to placement of dental implants. Int J Oral Maxillofac Implants 1996; 11(3): 387-394.
2. Lozada J, Proussaefs P. Clinical radiographic, and histologic evaluation of maxillary bone reconstruction by using a titanium mesh and autogenous iliac graft: A case report. J Oral Implantol 2002; 28(1): 9-14.
3. Artzi Z, Dayan D, Alpern Y, Nemcovsky CE. Vertical ridge augmentation using xenogenic material supported by a configured titanium mesh: clinicohistopathologic and histochemical study. Int J Oral Maxillofac Implants 2003; 18(3): 440-446.
4. Roccuzzo M, Ramieri G, Spada MC, Bianchi SD, Berrone S. Vertical alveolar ridge augmentation by means of a titanium mesh and autogenous bone grafts. Clin Oral Implants Res 2004; 15(1): 73-81.
5. Vermeeren JI, Wismeijer D, van Waas MA. One-step reconstruction of the severely resorbed mandible with onlay bone grafts and endosteal implants. A 5-year follow-up. Int J Oral Maxillofac Surg 1996; 25(2): 112-115.
6. Nystrom E, Ahlqvist J, Gunne J, Kahnberg KE. 10-year follow-up of onlay bone grafts and implants in severely resorbed maxillae. Int J Oral Maxillofac Surg 2004; 33(3): 258-262.
7. Hardt N. Reconstruction of extremely atrophic maxilla. Operation technique and results. Swiss Dent 1991; 12(1): 25-28.
8. Chiapasco M, Romeo E, Casentini P, Rimondini L. Alveolar distraction osteogenesis vs. vertical guided bone regeneration for the correction of vertically deficient edentulous ridges: A 1-3-year prospective study on humans. Clin Oral Implants Res 2004; 15(1): 82-95.
9. Roccuzzo M, Ramieri G, Spada MC, Bianchi SD, Berrone S. Vertical alveolar ridge augmentation by means of a titanium mesh and autogenous bone grafts. Clin Oral Implants Res 2004; 15(1): 73-81.
10. Proussaefs P, Lozada J, Kleinman A, Rohrer MD, McMillan PJ. The use of titanium mesh in conjunction with autogenous bone graft and inorganic bovine bone mineral (bio-oss) for localized alveolar ridge augmentation: A human study. Int J Periodontics Restorative Dent 2003; 23(2): 185-195.
11. Thor A. Reconstruction of the anterior maxilla with platelet gel, autogenous bone, and titanium mesh: A case report. Clin Implant Dent Relat Res 2002; 4(3): 150-155.
12. Abe H, Tomita D, Wakamatsu S. Mandibular reconstructive surgery in a patient with median cleft of the lower lip and mandible. Int J Oral Maxillofac Surg 2002; 31(5): 549-552.
13. Sumi Y, Miyaishi O, Tohnai I, Ueda M. Alveolar ridge augmentation with titanium mesh and autogenous bone. Oral Surg Oral Med Oral Pathol Oral Radiol Endod 2000; 89(3): 268-270.
14. von Arx T, Kurt B. Implant placement and simultaneous ridge augmentation using autogenous bone and a micro titanium mesh: A prospective clinical study with 20 implants. Clin Oral Implants Res 1999; 10(1): 24-33.
15. Keller EE, Tolman D, Eckert S. Endosseous implant and autogenous bone graft reconstruction of mandibular discontinuity: A 12-year longitudinal study of 31 patients. Int J Oral Maxillofac Implants 1998; 13(6): 767-780.

会員発表

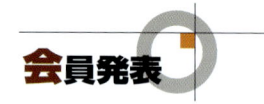

オステオトームを用いた上顎洞底挙上術
―共鳴振動周波数分析(Osstell)による評価―

金城清一郎

泊ヒルズ歯科

はじめに

　萎縮した上顎臼歯部にインプラントを埋入する場合、Caldwell-luc法に代表される、比較的大がかりなサイナスリフト法(Conventional sinus floor elevation：以下CSFE)が応用されることが多い。しかし、最近のインプラントのハード、ソフト両面での改良により、侵襲の少ない、オステオトームテクニックによる上顎洞底挙上術(Osteotome sinus floor elevation：以下OSFE)の適応範囲も拡がりをみせている。

　挙上された上顎洞底部でのオッセオインテグレーションの評価は、通常X線写真により行われることが多いが、荷重時期の決定や、早期のインプラントの失敗を予測するのに十分な情報が得られるとは限らない。

　そこで今回、オステオトームテクニックにより挙上された上顎洞底部において、従来のX線診査に加え、共鳴振動周波数分析装置(Osstell™：Integration Diagnostics社)によりインプラントの安定度を測定し、術後の評価を行ったので、その概要を述べる。

オステオトームテクニックの臨床的評価

　Rosenらはオステオトームテクニックによる上顎洞底挙上術の評価に関する多施設、後ろ向き調査[1]を行っている。彼らは上顎洞底下の既存骨の高さが4mm以下の場合、その予知性は下がると指摘している。

　この結果は、既存骨量にインプラントの生存率が影響を受けるという、1996年のサイナス会議[2]での、側壁からのアプローチによるCSFEでの調査を支持するものであり、骨増生部におけるオッセオインテグレーションの質に疑問を投げかける結果となっている。

　臨床的評価としては、4〜5mm以上の骨が存在するようなケースではOSFEが有効であるということにはなるが、4mm以下では、CSFEでも若干予知性が低下する[3]ことから、単純に既存骨量が少ない場合に、どの術式を選択すべきだという理論的根拠とはならないと考えている。

　最近のOSFEの臨床での評価に関するシステマティック・レビュー[4]によると、検索した44編の文献のうち、定性データ分析のための選択基準を満たしていた8編の文献による解析の結果：1)最長3年以内における成功/生存率はCSFEとOSFEでほぼ同等である。2)5年以上の経過に関してはまだよくわかっていない。3)長期的にも、短期的にも外科的因子のオッセオインテグレーションの予後に与える影響についてのさらなる研究が必要である、と結論づけている。

　OSFEに関する文献の多くでテクニックの紹介が先行しており、データの蓄積が不十分だということが理解できる。

共鳴振動周波数分析による評価

　挙上された増生部における良好なオッセオインテグレーションの獲得には、インプラントの初期固定が重要であり、従来、既存骨量がインプラントの初期固定を左右するとされている。しかし、骨質を改善しながらインプラントの初期固定を堅固なものとするオステオトームテクニッ

表1　既存骨量によるインプラント埋入時のISQ実測値(自験例　n=21)

既存骨の高さ	埋入本数	平均ISQ値
5mm≦	12	65.6
4mm≧	9	61.2

オステオトームを用いた上顎洞底挙上術─共鳴振動周波数分析(Osstell)による評価─

症例1（症例1-a～j）

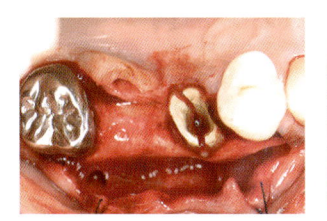

症例1-a ５|は破折により抜歯となった。骨の頬舌幅が歯により維持されているのがわかる。

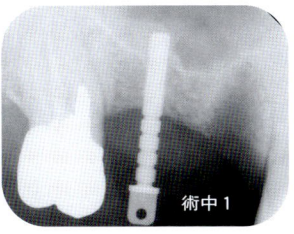

症例1-b 上顎洞底部を若木骨折させ、移植骨を填入していく。その際、インスツルメントは洞内に直接入らないように注意する。

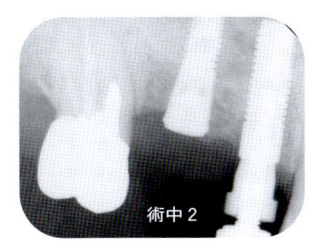

症例1-c 挙上量が限られる部位では、テーパー型フィクスチャーを選択することにより、既存骨部でのより強固な機械的勘合が期待できる。

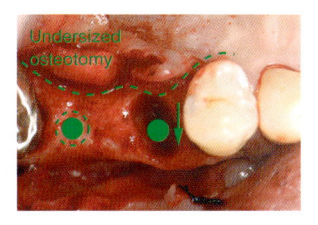

症例1-d 頬側での抜歯後の骨のリモデリング（破線）を想定して、５|部でのインプラントの頬舌的な埋入位置を決定する。

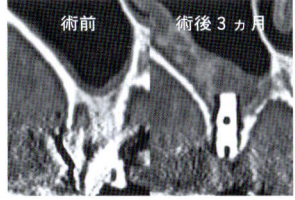

症例1-e、f ５|部抜歯後の頬側骨のハウジングをいかに温存できるかが、抜歯後即時埋入の成功の鍵を握っている。
症例1-g、h ６|部洞底部から、移植骨のリモデリングが活性化していくのではないかと考えられている。

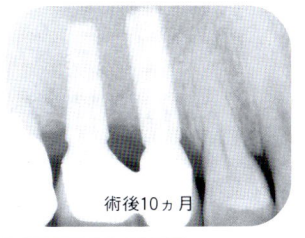

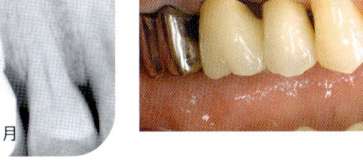

症例1-i, j 最終補綴装着時、挙上された骨にサポートされ、理想的なインプラント・歯冠比が獲得できた。

クの利点を応用することで、既存骨量に依存することなく良好な初期固定を得ることも可能ではないかと考えている。

そこで、インプラントの安定度を客観的に評価することにより、オステオトームテクニックにおけるオッセオインテグレーションの質を評価できないかと考え、Osstellを用いて、インプラント安定度指数（Implant Stability Quotient：以下ISQ）を計測した。その結果、インプラント埋入時に測定したISQ値の平均値は、既存骨の高さにより大きく影響されなかった（表1）。

テクニック・センシティブとも言われる術式だけに、外科的手法で工夫を要した点とともに、代表的な症例を提示する。

症例1

患者：41歳、男性
既存骨量：５| 7 mm　６| 4 mm

５|は歯根破折のため抜歯となったが（症例1-a, b）、頬舌的な骨幅のみならず、上顎洞底までの既存骨の高さの維持という点でも、抜歯後即時あるいは早期のインプラント埋入が有利であると考えている。

５|部に直径4 mm、長さ13mmのパラレル型インプラントをOSFEにて埋入した。６|部では、直径4.5mm、長さ11mmのテーパー型インプラントを同様に埋入した（症例1-c）。

外科テクニック

より堅固な初期固定を獲得するには、皮質骨部での嵌合が重要で、フィクスチャーの直径よりやや小さめにインプラント窩を形成し、埋入時のセルフタッピングにより、緻密化させながら骨切り（Undersized osteotomy）を行うのがよいと考えている（症例1-d）。

術前・術後のCT所見

術前と術後3ヵ月のCT像を比較すると、５|抜歯窩の口蓋側の骨壁に沿ってインプラントが埋入されていることが確認できる（症例1-e、f）。上顎洞底は移植骨により十分に挙上されており、６|部においては、洞底骨側から不透過像が充進してきているのがわかる（症例1-g、h）。

ISQの測定

最終補綴装着時のISQ値は、５|部で72、６|部で73を示し、良好なオッセオインテグレーションが獲得されていると判断した（症例1-i、j）。

会員発表

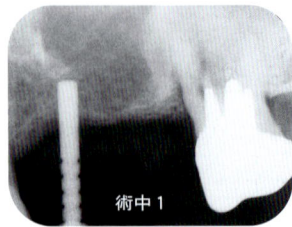

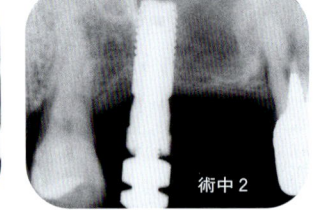

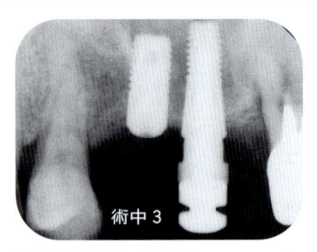

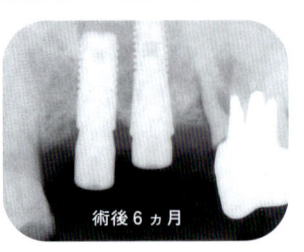

症例2

症例2-a、b 近心斜面よりアプローチすることにより、より小さな円弧をイメージしながら挙上が行える。

症例2-c、d 挙上量に応じて、少しでも長いインプラントを埋入する。補綴的な配慮からも、大臼歯部においては、プラットフォームの大きいフィクスチャーが有利であろう。

症例2-e、f 最終補綴に移行する前に、|7をインプラントに置換し、5|6部はプロビジョナル・レストレーションにて治癒を待つ。

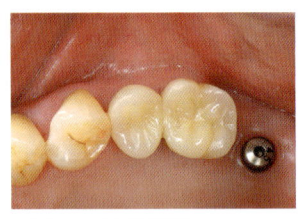

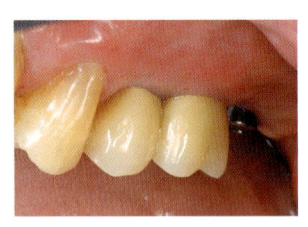

表2 インプラント埋入後のISQ値（1～100）と治療指針

60≦ISQ	ファイナル・レストレーションに移行可能
55≦ISQ＜60	プロビジョナル・レストレーションによる機能的負荷をかけ経過観察
45＜ISQ＜55	免荷期間を延長して経過観察（可逆性の失敗傾向にある状態）
ISQ≦45	撤去後、再評価（不可逆性の失敗の可能性が大）

症例3

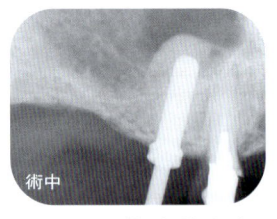

症例3-a 5|部を挙上することにより、|4根尖部の洞底部が挙上されていることがわかる。

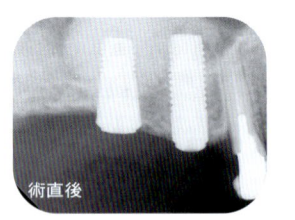

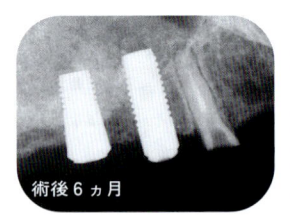

症例3-b、c 術直後と術後6ヵ月のデンタルX-Pを比較すると、既存骨と移植骨部での解像度の違いがわかる。5|部においてわずかながら、辺縁骨の吸収が認められる。

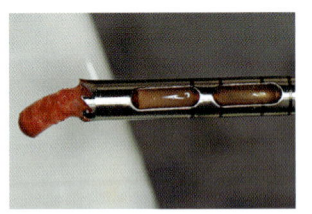

症例3-d 術後12ヵ月で、Future site developmentされた|7部から、トレフィンバーにて骨のコアーを採取した。

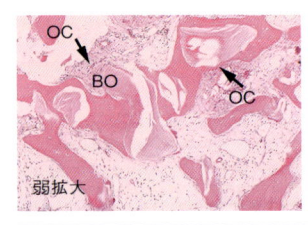

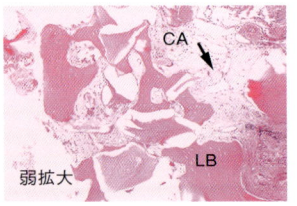

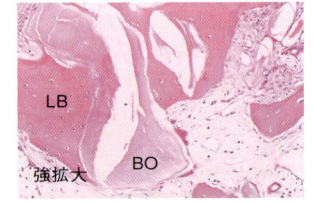

症例3-e～h 病理組織像。CA：Capillary； BO：Bovine bone； LB：Lamellar bone； OC：Osteoclast.

症例2

患者：68歳、男性

既存骨量：5| 5.5mm |6 1.5mm

外科テクニック

上顎洞内の近心斜面を利用することにより、OSFEによる挙上が可能であった（症例2-a, b）。先に5|部の斜面を挙上することにより、|6部の洞底部が近心から少しずつ持ち上げられ、|6部の歯槽頂からの挙上がコントロールしやすくなる。5|部に長

さ9mmのパラレル型（直径4mm）、|6部に11mmのテーパー型（直径4.5mm）を埋入した（症例2-c）。

ISQの測定

挙上された上顎洞内においてインプラントの免荷期間がどの程度必要なのか、意見の分かれるところであるが、筆者は、6ヵ月を移植骨のリモデリングの一つの目安と考えている。術後6ヵ月の時点でISQを測定し、表2に示したクライテリアに基づいて次のステップへ進むようにしている。

この症例では、|5部で72、|6部で71と高い値を示したため（症例2-d）、ファイナル・レストレーションへの移行が可能であると判断した（症例2-e、f）。

症例3

患者：53歳　女性
既存骨量：5| 6mm、6| 1.5mm

外科テクニック

症例2と同様、5|部の斜面を起始点として挙上を行い（症例3-a）、直径4mm、長さ11mmのパラレル型インプラントを埋入した。|6部では既存骨量が少ないため、テーパー型で直径の大きいインプラントのほうがより初期固定が得られやすいと考え、直径5mm、長さ9mmのテーパー型を選択した（症例3-b）。

ISQの測定

表2のプロトコールに従い、術後6ヵ月でISQを測定したところ、5|部で47、|6部で56という結果であった（症例3-c）。このように移植骨のリモデリングに要する時間は症例によりバラツキがあり、さらに治癒期間を待って、ISQ値の経時的変化を追跡した。

その結果ISQ値は術後12ヵ月まで上昇を続け、16ヵ月頃には安定した値を示すようになった（表3、4）。

組織学的評価

ISQの測定値から、移植骨のリモデリングがほぼ安定期に達したと思われる術後12ヵ月に、挙上された洞底部より生検を採取し（症例3-d）、組織学的な検索を行った。

旺盛な毛細血管の新生と、一部吸収されずに取り残された移植骨の周囲に、破骨細胞と置換された層板骨が認められ、組織学的にもリモデリングがかなり成熟した状態に達していることがわかった（症例3-e～h）。

表3、4　ISQ値の経時的変化

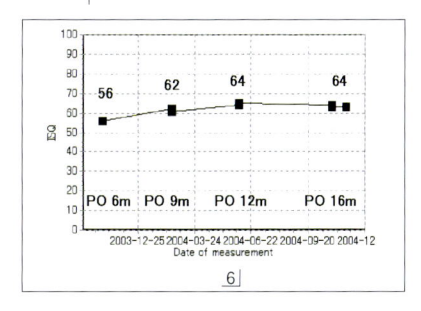

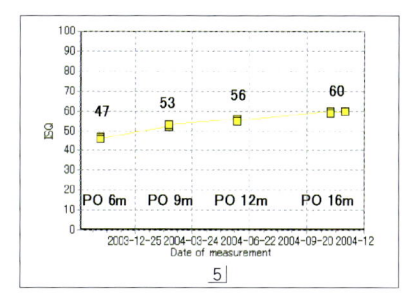

まとめ

オステオトームテクニックは、短期的には、萎縮した上顎臼歯部における予知性のある術式として評価されるに至った[4]。今後の長期的評価のためにも、統一されたプロトコールと術後の評価基準の確立とともに、客観性のあるデータの蓄積が必要だと考える。

ISQは、インプラントの初期固定度と安定度の経時的変化をモニターする客観的データの一つとして応用可能である。今後さらに検討を加え、骨増生された部位における、移植骨とインプラント界面の組織学的成熟度を裏づける値として評価できるのか、見きわめていきたい。

参考文献

1. Rosen PS, Summers R, Mellado JR, Salkin LM, Shanaman RH, Marks MH, Fugazzotto PA. The bone-added osteotome sinus floor elevation technique: multicenter retrospective report of consecutively treated patients. Int J Oral Maxillofac Implants 1999; 14(6): 853-858.
2. Jensen OT, Shulman LB, Block MS, Iacono VJ. Report of the Sinus Consensus Conference of 1996. Int J Oral Maxillofac Implants 1998; 13: 11-45.
3. Geurs NC, Wang IC, Shulman LB, Jeffcoat MK. Retrospective radiographic analysis of sinus graft and implant placement procedures from the Academy of Osseointegration Consensus Conference on Sinus Grafts. Int J Periodontics Restorative Dent 2001; 21(5): 517-523.
4. Emmerich D, Att W, Stappert C. Sinus floor elevation using osteotomes: A systematic review and meta-analysis. J Periodontol. 2005; 76(8): 1237-1251.

会員発表

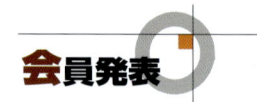

β-TCPによる上顎洞挙上手術の臨床

久保田　敦

クボタ歯科・インプラントセンター

はじめに

　インプラント治療において、われわれはつねに移植材料の選択に悩まされてきた。近年、狂牛病やクロイツフェルト・ヤコブ病などにより、ヒト・動物由来の各種生体材料の使用が法律的・倫理的に適応が難しくなり、選択肢が限られている。

　移植材料としては自家骨がゴールドスタンダードである。しかし患者からドナーサイトについて同意を得ることができない場合について、私は1997年より合成材料であるβ-TCPを臨床に応用してきた。これらの結果については2002年のITIジャパンシンポジウムにて発表する機会を得て、組織学的には満足する結果は得られなかったが、臨床的に問題は見られないと報告した（症例1-a～d）。残念ながら、β-TCPの吸収はわれわれの予想より遅く、5年経過した症例でもX線上で存在確認できた（症例1-e～g）。

　そのため、しばらくはこの材料を用いた場合のオッセオインテグレーションの評価について模索する時期が続いたが、今回、オステルによるI.S.Q.値を測定し、経時的な変化を観察したので報告する。

I.S.Q.によるβ-TCPとインプラントのオッセオインテグレーションの評価

　これまでに、β-TCPについてさまざまな評価が行われている。ゴールドスタンダードである自家骨と比較した場合、GBRにおいては劣るとされるが[1]、その一方で、上顎洞挙上手術に用いた場合は、差はない[2,3]との報告されている。過去においても、1996年に行われたサイナスグラフトコンセンサスカンファレンス[4]にて、移植材料による治療成績に差はないとのステートメントばかりか、自家骨による成績が低い結果で論議となったことは記憶に新しい（表1）。

　GBRと異なり、上顎洞挙上手術では、インプラントフィクスチャーの大部分が移植材料により骨造成された部分に位置するため、既存骨の高さが予知性に大きく影響すると考えられる。すなわち、既存骨の高さがあるほど治療成績は良好であるため、解剖学的に条件の悪い症例に対して自家骨が使用されたと考えるのが一般的である。このカンファレン

症例1

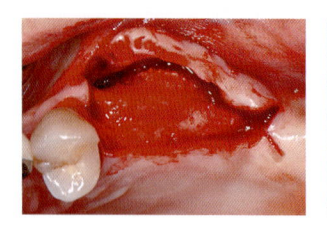

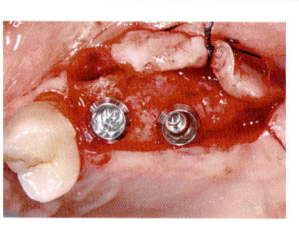

症例1-a｜症例1-b　症例1-a、b　β-TCPによる上顎洞挙上手術後6ヵ月。ITIインプラント2本埋入時の様子。

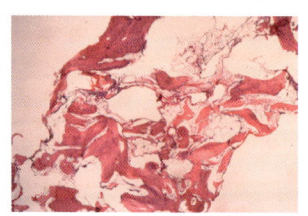

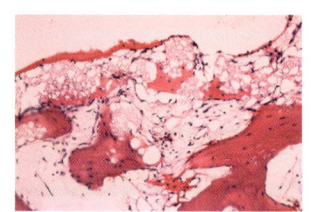

症例1-c｜症例1-d　症例1-c、d　β-TCPの周囲に新生骨が見られるが、その率は十分ではなく、多くのβ-TCPが残存していることがわかる。

症例2

症例2-a | 症例2-b | 症例2-c

症例2-a〜c 左より、β-TCPによる上顎洞挙上手術直後、7ヵ月後、2年4ヵ月後のX線像。長期にわたってβ-TCPが残存していることがわかる。

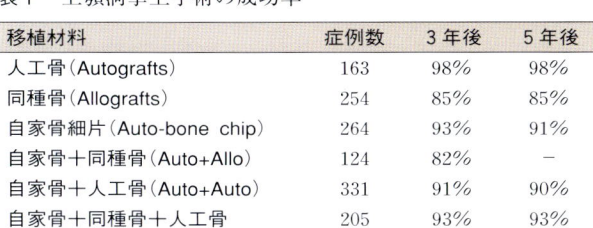

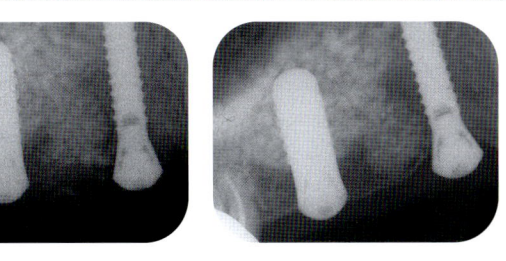

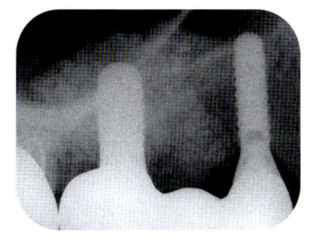

表1　上顎洞挙上手術の成功率

移植材料	症例数	3年後	5年後
人工骨(Autografts)	163	98%	98%
同種骨(Allografts)	254	85%	85%
自家骨細片(Auto-bone chip)	264	93%	91%
自家骨＋同種骨(Auto+Allo)	124	82%	―
自家骨＋人工骨(Auto+Auto)	331	91%	90%
自家骨＋同種骨＋人工骨	205	93%	93%

表2　上顎洞挙上手術における術式の適応基準(D. Buser教授による)

術式	高さ	幅
オステオトームテクニック	≧6 mm	≧6 mm
同時法(上顎洞挙上手術)	≧5〜6 mm	≧6 mm
段階法(上顎洞挙上手術)	＜5 mm	―

スでの報告は、多くが後ろ向きの研究報告が主体であり、既存骨の高さについては明記されていない[4]。また、β-TCPでの報告も既存骨が4〜8mmと良好な条件[2]であり、特に段階法を必要とされるような既存骨の高さが低い症例において、自家骨とβ-TCPの結果が同一とは信じがたい。

実際、上顎洞挙上手術にて100%β-TCP使用症例では、過去報告したようにインプラント埋入時にはっきりとβ-TCPの存在を確認できると同時に(症例1-a〜d)、ドリリングの感触は明らかに自家骨と比較して大きく異なることは多くの術者が経験している。そのため、β-TCPを用いた場合、過去の自家骨による経験を応用して、オッセオインテグレーションの定性的評価、すなわち加重時期の判定するのは困難である。私個人的にも、この点については最大の臨床における疑問であった。

近年、インプラントのオッセオインテグレーションの定性的な評価としてRFA法(resonance frequency analysis)が考案され、I.S.Q.値の変化を観察することで、これらを臨床において評価できると報告された[4,5]。そこで、このI.S.Q.値を経時的に測定し、変化を観察することでこれらの評価を行なえるとの仮説を立てた。特に評価対象を、既存骨の高さの低い症例すなわち段階法による上顎洞挙上手術に限定する事で、既存骨の状態に影響されないと考えられ、β-TCPについてのみ評価が可能と考えた。

研究対象

筆者の施設で上顎洞挙上手術を段階法で行う予定で、100%β-TCPのみを使用することを希望し、本研究に同意を得た患者を対象とした。なお、CTを術前評価し、既存骨の高さが5mm以下とした(表2)。

測定時期

上顎洞挙上手術後、治癒期間6ヵ月後にインプラントを埋入した。その後、インプラントの治癒期間3ヵ月にてプロビジョナルを装着した。さらに2ヵ月経過観察した後、最終補綴を行った。この3時点でI.S.Q.値を測定し、比較した(表3)。

測定条件として、フィクスチャーとの固定トルク、方向は一定とした(表4、図1)。最終補綴はすべてセメント式で行い、その際、各システムの規定のトルク値でアバットメントを連結した。

症例の一例であるが、チタンメッシュを用いて、同時に垂直的骨造成も行っている。β-TCPによって、良好なリッジが形成されているのが観察できる(症例3-a、b)。

測定結果

結果、対象は2004年中に最終補綴まで行われた9症例、25フィクスチャーとなった。インプラント埋入時にすでにI.S.Q.値70以上を示した2例4フィクスチャーについては、研究・測定から除外した。インプラントは特に特定せず、結果としてストレートタイプのITIが14本、テーパ

会員発表

表3　タイムテーブル

上顎洞挙上手術
│ 6ヵ月
インプラント埋入
│ 3ヵ月
プロビジョナル装着
│ 2ヵ月
最終補綴

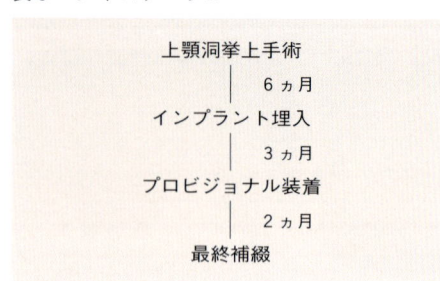

表4　測定方法

● 固定トルク
―10N Torquecontrol® (Anthogyr Co.)
● 測定プローブのポジション
―歯槽骨に対して直角に

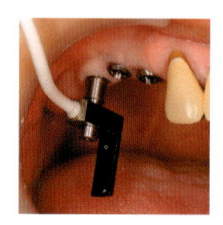

図1　二次手術後にI.S.Q.で測定する。歯槽骨に対して直角になるよう10Nを用いて固定する。

症例3

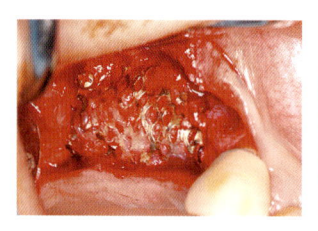

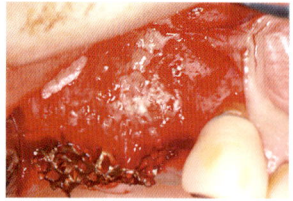

症例3-a｜症例3-b

症例3-a、b　β-TCPとチタンメッシュによる上顎洞挙上手術と垂直的骨増生。6ヵ月後の様子であるが、良好に歯槽堤が形成されている。

表5　I.S.Q.値（Ostel®による）

Case	インプラント埋入時	プロビジョナル装着時	最終補綴時
1	57	61	64
2	56	63	58
3	59	65	61
4	52	64	65
5	45	53	57
6	53	56	63
7	52	58	59
8	51	56	57
9	67	67	67
10	60	62	62
11	60	61	61
12	66	64	68
13	59	73	71
14	56	73	73
15	53	68	68
16	59	61	65
17	51	64	66
18	53	64	61
19	39	63	65
20	58	57	57
21	47	53	56
22	55	63	65
23	51	55	64
24	57	57	63
25	48	51	59

・平均的歯槽骨の高さ±3.2mm
・SA-Type 4
・2004年1～2月に最終補綴を行った症例
・ITI®14本、Replace Select®11本

表6　インプラントのI.S.Q.値

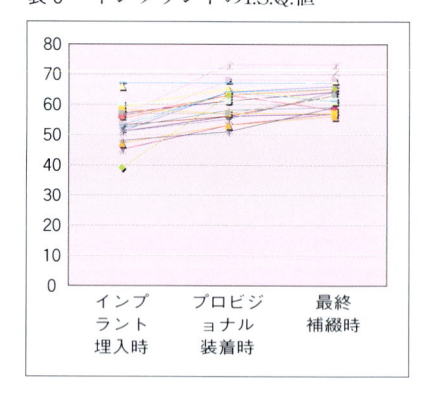

表7　I.S.Q.の統計学的評価

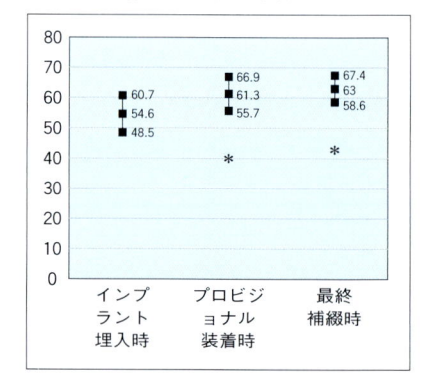

ータイプのリプレイスセレクトが11本であった。なお、既存骨の高さは平均3.2mmであった（表5）。

測定結果から経時的に数値が上昇していることがわかる（表6）。統計処理をした結果、I.S.Q.平均値が、インプラント埋入時54.6、プロビジョナル装着時が61.3、最終補綴時が63となり、統計学的に有意に増加していた（表7）。統計はWilcoxon順位和検定を用いた。なお、最終補綴時

にアバットメントを規定トルク値にて連結したが、すべて問題なかった。

経験的に、造成した骨に外科的侵襲を加えると骨は成熟し、さらに補綴により加重負荷をかけることで、さらに成熟するとされているが、これらの結果はこの論理を裏づける結果となった。

ITIはストレートタイプ、リプレイスセレクトはテーパータイプのインプラントであり、インプラントの形状により結果に差が生じるかについても検討した。これら二群間で、群内・群間で検討した結果、それぞれ群内で有意に増加していたが、群間での有意差は見られなかった。よって、インプラントの形状にかかわらず経時的にI.S.Q.値が上昇することが判明し、またインプラントの形状による差は見られなかった。

I.S.Q.値を測定することで、インプラントのオッセオインテグレーションを定性的に評価でき、臨床において指標として用いることができると示唆され、数値の変化により、骨とインプラントの状況を予測することができると思われる。

まとめ

今回、幸運にもインプラントを失った症例はなかったが、今後症例を重ねていくと経験する可能性がある。そのため、今後は臨床においてすべての症例でI.S.Q.値を測定すれば、失った症例では数値がどのように変化するのか知ることができると考える。すなわち仮説として、I.S.Q.値が経時的に数値が変化しない、あるいは低下するような状況を呈した場合、失う可能性は否定できない。

本研究は群内で有意差が確認できたが、コントロール群との比較を行なっていない。すなわち、皮質骨の骨密度やインプラントの形状・種類によって、I.S.Q.値自体や、その変化に差が存在すると示唆されている[6,7]。そのため、GBRや骨移植されていない部位において、各種骨質の状態やインプラントシステムによるI.S.Q.値については標準値を得る必要があり、今後これらの研究が待たれる。

最後に、私の経験であるが、肉眼的に同じような状態の上顎洞でも、二次手術時においてβ-TCPが良好な新生骨にしっかりと囲まれている状態から、ぽろぽろとはがれ落ちてくる状態までさまざまな様子を観察できる。近年、上顎洞粘膜の挙上だけで骨を再生できるという報告もあり[8]、移植材料の良否もあるが、それにもまして宿主因子が大きく結果に影響すると考えられる。将来的にこれら宿主因子の解明も待たれるところである。

謝辞

本文作成に際し、御指導を頂きました中村社綱先生（インプラントセンター九州）に深謝致します。

参考文献

1. von Arx T, Cochran DL, Hermann JS, Schenk RK, Buser D. Lateral ridge augmentation using different bone fillers and barrier membrane application. A histologic and histomorphometric pilot study in the canine mandible. Clin Oral Implants Res 2001;12(3):260-269.
2. Szabo G, Huys L, Coulthard P, Maiorana C, Garagiola U, Barabas J, Nemeth Z, Hrabak K, Suba Z. A prospective multicenter randomized clinical trial of autogenous bone versus beta-tricalcium phosphate graft alone for bilateral sinus elevation: Histologic and histomorphometric evaluation. Int J Oral Maxillofac Implants 2005;20(3):371-381.
3. Zijderveld SA, Zerbo IR, van den Bergh JP, Schulten EA, ten Bruggenkate CM. Maxillary sinus floor augmentation using a beta-tricalcium phosphate(Cerasorb)alone compared to autogenous bone grafts. Int J Oral Maxillofac Implants 2005;20(3):432-440.
4. Jensen OT, Shulman LB, Block MS, Iacono VJ. Report of the Sinus Consensus Conference of 1996. Int J Oral Maxillofac Implants 1998;13:11-45.
5. Becker W, Sennerby L, Bedrossian E, Becker BE, Lucchini JP. Implant stability measurements for implants placed at the time of extraction: A cohort, prospective clinical trial. J Periodontol 2005;76(3):391-397.
6. Ersanli S, Karabuda C, Beck F, Leblebicioglu B. Resonance frequency analysis of one-stage dental implant stability during the osseointegration period. J Periodontol 2005;76(7):1066-1071.
7. 宗像源博, 塩田 真, 鉄村明美, 立川敬子, 春日井昇平. 共鳴振動周波数分析法に及ぼす皮質骨の影響について. 日口腔インプラント誌 第18巻2号25-239-244.
8. Lundgren S, Andersson S, Gualini F, Sennerby L. Bone reformation with sinus membrane elevation: A new surgical technique for maxillary sinus floor augmentation. Clin Implant Dent Relat Res 2004;6(3):165-173.

会員発表

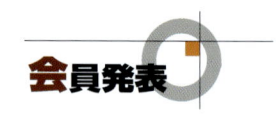

上顎骨量不足の難症例におけるインプラント治療

木津康博、山根源之

東京歯科大学オーラルメディシン・口腔外科学講座

はじめに

上顎におけるインプラント治療は、骨質不良、抜歯後の骨吸収や上顎洞の存在などの解剖学的問題を有した難症例が多い。近年、さまざまな外科的手法により、これら難症例への対処が可能となり、インプラント治療の適応範囲が飛躍的に広がってきている。その外科的手法のなかで、適応部位や歯槽骨の吸収状況により、その対処法は異なる。上顎前歯部における対処法として、骨移植による顎堤形成術および仮骨延長術などがあげられる。一方、臼歯部においては、上顎洞底挙上術やzygoma implantの応用も選択肢となる。さらに、これらの対処法には術式や使用材料のバリエーションが多々ある。たとえば骨移植の場合、移植骨の採取部位、形体や固定方法などを状況により選択する必要がある。

しかし、これらの方法における適応症に関し、明確な基準がないのが現状である。今回、上顎骨量不足の難症例に対し、顎骨形態および骨量の分類のうえ、インプラント治療に必要な外科的対処法の適応症について検討を行い、骨量における選択基準を明確にしたので報告する。

上顎骨量の分類

顎骨形態および骨量の分類はいくつか報告されているが、顎骨を定量化した分類は少ない。今回、Cawoodら[1]による顎骨骨形態の分類において、その骨量を定量的に改変した分類を用いた（図1）。

上顎骨量分類に対する外科的対処法

上顎骨量の分類（図1）においてClass Ⅳ～Ⅵが難症例と考えられ、それぞれに適した外科的対処が必要である（図2）。以下に、上顎骨のClass Ⅳ～Ⅵにおいて、適応と考えられる各外科的対処法について臨床症例を提示し、術式およびその選択基準について解説する。

1. Class Ⅳ：水平的骨量の不足症例（垂直的骨量≧10mm、水平的骨量＜6mm）

1）骨移植による顎堤形成術

術式選択には、インプラント埋入時における初期固定の獲得の有無が重要な因子である。

①初期固定の獲得が可能な場合

インプラント埋入と同時に、自家骨の粉砕骨などの移植による顎堤形成術が可能である。その際、移植骨はその場における顎骨形成へのスペースメイキングの役割がある。骨膜だけでは移植骨が固定できない場合、移植骨がその場にとどまり、骨不足部位でのリモデリングが行われるようにチタンメッシュなどの膜を応用することが重要である。

症例1

症例は1＋2欠損。骨量はClass Ⅳ。インプラント埋入時の初期固定が良好と考え、インプラント埋入と同時に顎骨粉砕骨による顎堤形成術を施行した。粉砕骨の固定にはチタンメッシュを使用した（症例1-a、b）。

②初期固定の獲得が困難な場合

インプラント埋入以前に顎堤形成術を施行する必要性がある。移植骨採取部位はさまざまである。採取部位として、顎骨では下顎枝、オトガイ骨が多く選択される。特に、下顎枝からの骨採取は、オトガイ部と比較して下歯槽神経損傷、下顎前歯部の挺挙感などの合併症が少ないため、採取部位として選択される場合が多い。しかし、外科的手技に慣れていないと下顎枝採取骨の下縁部の分割

上顎骨量不足の難症例におけるインプラント治療

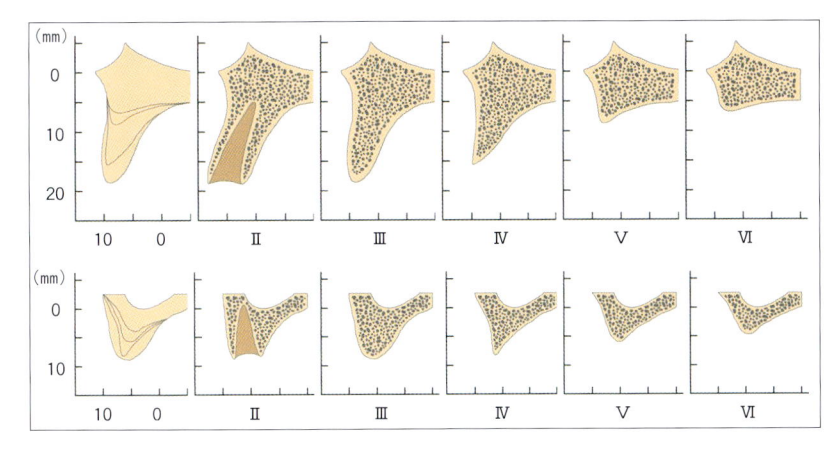

図1 上顎骨量の分類（Cawoodら1）より引用・改変）。ClassⅡ：抜歯直後。ClassⅢ：垂直的骨量≧10mm、水平的骨量≧6mm。ClassⅣ：垂直的骨量≧10mm、水平的骨量＜6mm。ClassⅤ：垂直的骨量5mm～10mm。ClassⅥ：垂直的骨量＜5mm。

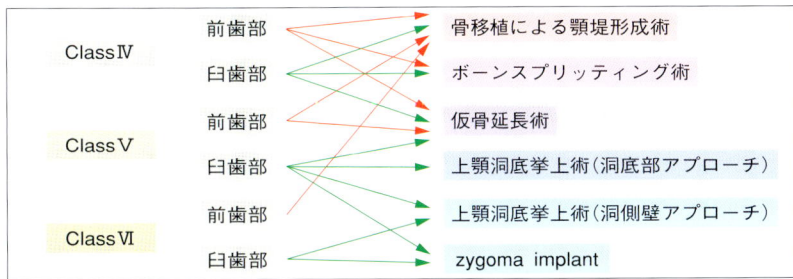

図2 上顎骨量分類に対する外科的対処法。

顎堤形成術：初期固定獲得が可能な症例（症例1-a、b）

症例1-a、b　インプラントの初期固定は良好であり、埋入と同時に顎骨粉砕骨による顎堤形成術を施行。

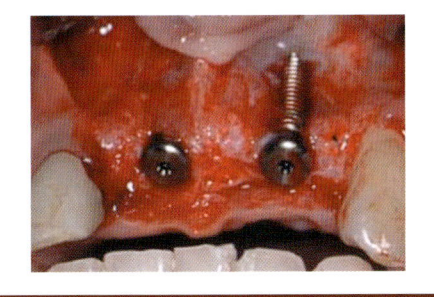

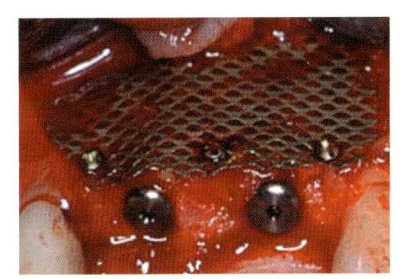

顎堤形成術：初期固定獲得が困難な症例（症例2-a、b）

症例2-a、b　インプラントの初期固定が困難であり、埋入前に下顎枝からのブロック骨移植による。顎堤形成術を施行。

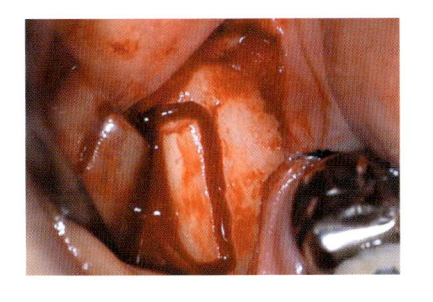

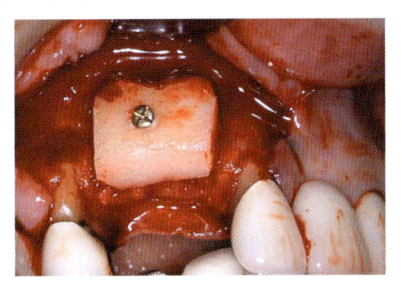

が困難な場合もあり、注意を要する。
　また、この手術を成功させるためには、2点の重要事項があげられる。a）移植骨への十分な血流の確保が必要であるため、母床骨へのデコルチフィケーション、移植骨と母床骨との間に十分な海綿骨の充填を行う。

b）移植骨を十分に被覆するため、減張切開や軟組織移植など軟組織の形成を行う。

症例2

症例は 4　3 欠損。骨量はClassⅣ。インプラント埋入時の初期固定は困難と考えられたため、埋入以前に下顎枝からのブロック骨を採取し、欠損部の顎堤形成術を施行した。ブロック骨の固定には直径1.3mm×長さ12mmのマイクロスクリューを使用した。その4ヵ月後、インプラント埋入術を施行した。

23

会員発表

垂直的仮骨延長術（症例3）

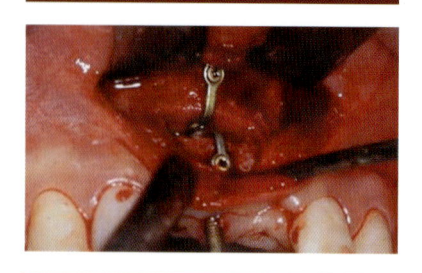

上顎洞底挙上術（症例4）

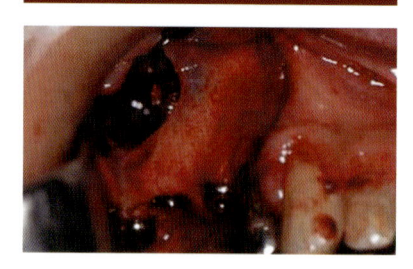

症例3 ｜ 症例4

症例3　垂直的骨量不足のため、仮骨延長術を施行。

症例4　上顎洞底挙上術と同時にインプラント埋入。

骨移植による顎堤形成術（症例5-a、b）

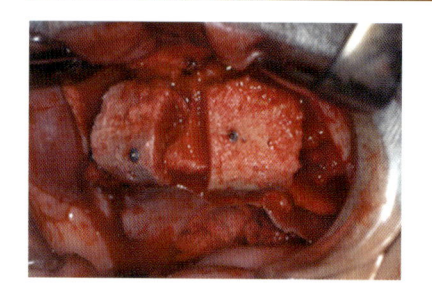

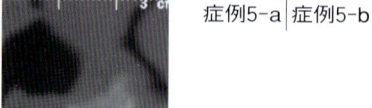

症例5-a ｜ 症例5-b

症例5-a、b　垂直・水平的骨量の重度不足のため、腸骨からの移植骨による顎堤形成術を施行。

2. Class Ⅴ：垂直的骨量の不足症例（垂直的骨量5〜10mm）

1）垂直的仮骨延長術

骨移植手術のような移植骨採取部の侵襲および移植骨の吸収などの問題を回避できることが、垂直的仮骨延長術の利点である。この対処法においては、欠損部位の範囲により仮骨延長器を選択する必要がある。少数歯欠損の場合は、LEAD System（Stryker）、3歯以上の欠損の場合はTrack System（Martin）を使用することが多い。近年、仮骨延長術の手法は変化してきているが、基本的には、分割する骨に十分な血流を確保することが重要である。そのためには、口蓋骨膜の保存が良好な治療結果を得るための条件である。

症例3

症例は 1|1 欠損。骨量はClassⅤ。2歯欠損症例のため仮骨延長を行うにあたりLEAD System（Stryker）を選択した。口蓋骨膜を十分に保存し、顎骨の分割を行い、仮骨延長器の装着を行った。仮骨延長および2ヵ月間の治癒期間後、インプラント埋入術を施行した。

2）骨移植による上顎洞底挙上術（臼歯部）

術式選択において、インプラント埋入時における初期固定の獲得の有無が重要な因子である。

①初期固定の獲得が可能な場合

インプラント埋入と同時に、自家骨移植による上顎洞底挙上術が可能である。術式としては、下記の2つがあげられる。

a）上顎洞底からアプローチ（オステオトームの使用）
b）上顎洞側壁からのアプローチ

症例4

症例は 7 6 5 欠損。骨量はClassⅤ。インプラント埋入時の初期固定が良好と考え、埋入と同時に顎骨粉砕骨による上顎洞底挙上術を施行した。

②初期固定の獲得が困難な場合

自家骨移植による上顎洞側壁からのアプローチによる上顎洞底挙上術が適応となる。自家骨の採取部位は、移植骨量により決定する。移植骨量にもよるが、採取部位は顎骨から可能である。

3. Class Ⅵ：垂直的骨量の重度不足症例（垂直的骨量＜5mm）

1）骨移植による顎堤形成術（前歯部）

インプラント埋入予定本数にもよるが、移植骨量が多く必要な場合、顎骨以外の骨を採取部位としたほうが良いと考えている。筆者は移植骨の骨量および骨質が良いことから、採取骨として腸骨を利用することが多い。この手術を成功させるためには、3点の重要事項が挙げられる。

a）水平、垂直的に骨量を形成する必要があるため、移植骨はL字ブロックの形態で移植する。

b）ClassⅤの場合と比べて、移植骨が大きいため、より十分な血流の確

骨移植による上顎洞底挙上術（症例6-a、b）

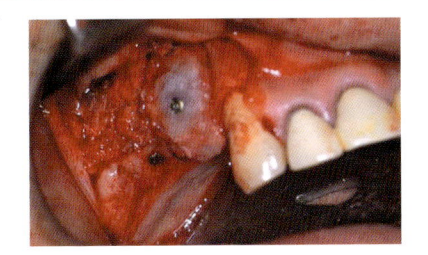

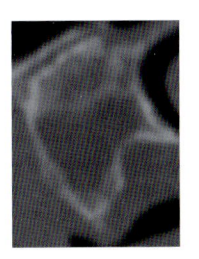

症例6-a、b　垂直的・水平的骨量の重度不足を認め、腸骨移植による上顎洞底挙上術を施行。

zygoma implantの応用（症例7-a、b）

症例7-a～c　骨移植の回避と既存骨の利用を目的に、臼歯部にはzygoma implamtを応用。

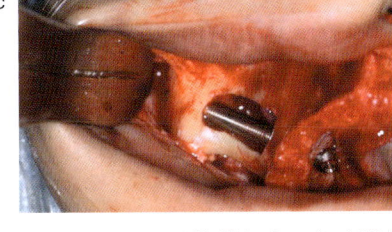

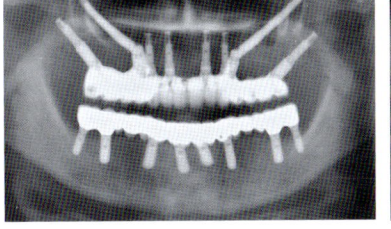

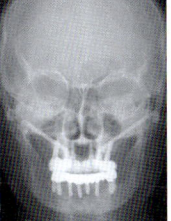

保が必要であり、母床骨へのデコルチフィケーション、移植ブロック骨と母床骨との間に十分なPCBM（骨髄を含む海綿骨）の充填を行う。

c）ClassⅤの場合と比べて、移植骨を十分に被覆することが難しく、減張切開や軟組織移植など軟組織の形成を十分に行う。

症例5

症例は上顎前歯部欠損。骨量はClassⅥ。腸骨からブロック骨およびPCBMを採取し、L字ブロックの形態で欠損部へ移植し、マイクロスクリューにて固定した。その際、母床骨へのデコルチフィケーション、移植骨と母床骨との間に十分なPCBMの充填を行った。また、同部軟組織に対し、減張切開を行い、移植骨を十分に被覆した。その3ヵ月後、インプラント埋入術を施行した。

2）骨移植による上顎洞底挙上術（臼歯部）

移植骨量が多く必要なため、顎骨以外の骨を採取部位としたほうが良いと考える。特に移植骨の骨量および骨質が良いため腸骨を利用することが多い。筆者は洞底部に移植ブロック骨を固定し、さらにその移植骨と母床骨との間に十分なPCBMを充填する。

症例6

症例は 7～4 欠損。骨量はClassⅥ。腸骨からブロック骨およびPCBMを採取し、挙上後の上顎洞底部にマイクロスクリューにて固定し、移植骨と母床骨との間に十分なPCBMを充填した。その3ヵ月後、インプラント埋入術を施行した。

3）zygoma implant（臼歯部）

ClassⅥにおいて、自家骨移植は移植骨採取部の侵襲、移植骨の吸収や治療期間の長期化などの問題がある。これらの問題を解決する目的で、上顎骨および頬骨に支持を求めたzygoma implantの応用を行うことがある。このインプラントの先端部は頬骨体に固定源を求めるため、初期固定が良好である。しかし、先端部が解剖学的に眼窩に近接するため、術中の患者の体動は危険であり、偶発事故の回避のためには全身麻酔下における手術が必要であると考える。

症例7

症例は上顎無歯顎。骨量はClassⅥ。骨移植の回避と既存骨の利用を目的に、臼歯部にはzygoma implantを応用した。

まとめ

上顎難症例におけるインプラント治療は、残存骨の量によりさまざまな外科的対処法がある。このような症例では、的確な診断により顎骨形態および骨量の分類を行ったうえで、最適な対処法および術式を選択することが重要である。また、歯科医師の外科的技術による無理のない対処法を選択する必要があり、ClassⅥのような重度骨量不足の難症例に関しては、専門医へ依頼することが重要と考える。

参考文献

1. Cawood JI, Howell RA. A classification of the edentulous jaws. Int J Oral Maxillofac Surg. 1988；17（4）：232-236.

会員発表

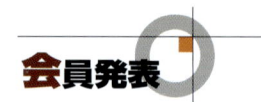

さまざまな回転防止機構の検証および取り扱いについて

畑中卓哉

FIT INデンタルラボラトリー

はじめに

最近のインプラントデザインのトレンドは、従来のブローネマルクスタイルで代表されるエクスターナルヘックスからインターナルヘックスへと移り変わってきている。シングルインプラントレストレーションにおける上部構造のがたつき、アバットメントスクリューの緩みや破折などは、確かに多少改善されたような気がする。

しかし、新たな問題点が出てきたのも事実である。そこで今回は、エクスターナルヘックス、トライチャネル、そしてスプラインに代表される歯車構造などの代表的な回転防止機構について検証を加え、その利点、問題点、またその取り扱い方法について、自分なりの考え方を述べようと思う。

回転防止機構の必要性における認識

回転防止機構はシングルインプラントレストレーションにのみ必要だと思われている方がまだ多いのではないだろうか。しかし、実際の臨床では、マルチプルレストレーションに回転防止機構を使用する場面が格段に多いのである。

近年、特にインプラント補綴に対する審美的要求などから、ノンアクセスホールタイプの上部構造の頻度が高くなってきている。ノンアクセスホールタイプの上部構造では、独立したプレッパブルアバットメントの上にクラウンをかぶせるのであるから、シングル、マルチプルにかかわらず、アバットメントを固定するために回転防止機構は必要となる（図1）。

回転防止機構の検証

回転防止機構の種類であるが、大まかに、エクスターナルヘックス、オクタ、歯車構造、インターナルトライチャネル、ダブルヘックス、テーパーロックなどに分けられる。

まず、エクスターナルヘックスであるが、ブローネマルクシステムを代表とする六角形の構造である（図2）。比較的がたつきが起こりやすく、まれにヘックスの破損やアバットメントスクリューの破折などを起こすことがある。これの改良型で旧ステリオスのリプレイスエクスターナルがあるが、ヘックスの高さが0.7mmから1.0mmに引き上げられ改善が見られた。使い勝手も良かったのだが、製造中止になったのは残念である（図3）。

つぎに、カルシテック社のスプラインに代表される歯車構造であるが、構造的にも使用感でもがたつきのな

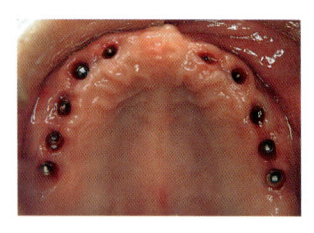

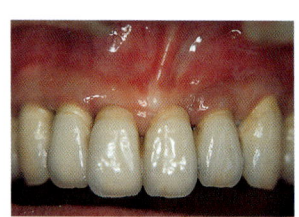

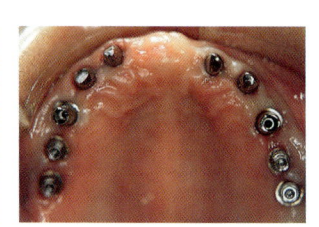

図1-a | 図1-b | 図1-c

図1-a〜c　審美補綴にはノンアクセスホールタイプが不可欠である。アバットメントの位置を特定するために回転防止機構が必要となる。

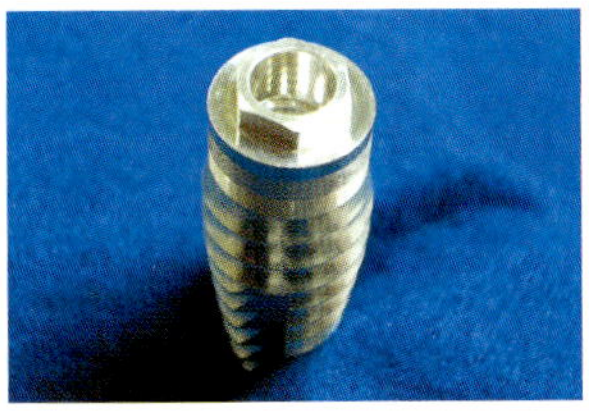

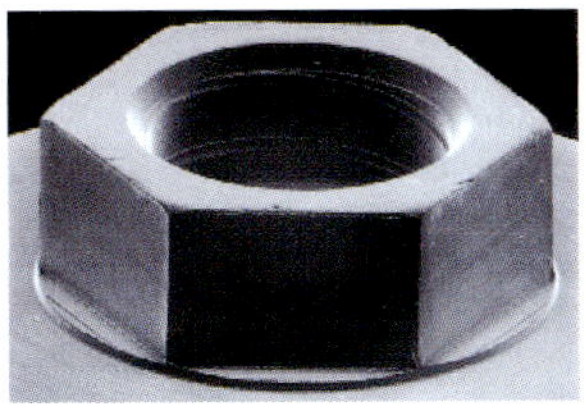

さまざまな回転防止機構の検証および取り扱いについて

図2-a、b　ブローネマルクシステムに代表されるエクスターナルヘックス。

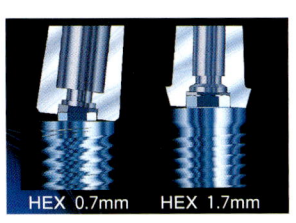

図3　左が従来のエクスターナルヘックス。右が改良型のリプレイスヘックス。従来型はスクリューに応力が集中しやすい。

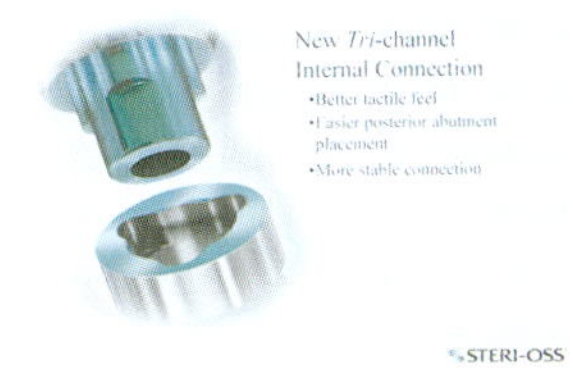

図4　カルシテックスプラインの歯車構造。
図5　リプレイスセレクトのトライチャネル。長いインターナルカラーが上部構造の安定に寄与する。

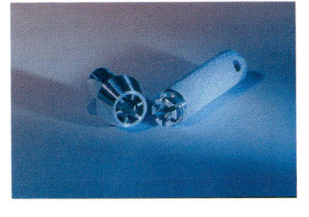

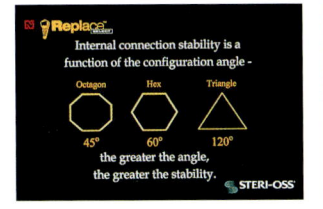

図6　トライチャネルの説明スライド。実際にはラウンドシェイプなのが気になるが…。

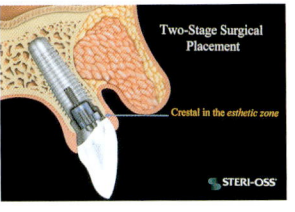

図7　スクリューヘッドの位置に注目。アンギュレーションがあっても前装スペースがとりやすく、審美的に有利。

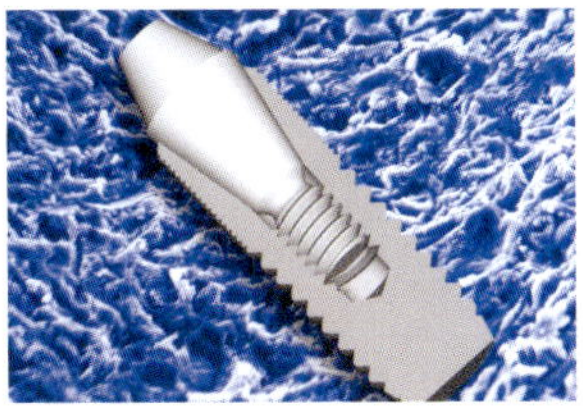

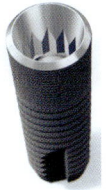

図8-a、b　アストラのテーパーロック＆ダブルヘックス。

さはこれが一番であろう（図4）。他のシステムは、回転する方向に対して斜めに回転防止機構が接触するのに対し、歯車構造は回転方向に接触するのであるから、構造的には当然、もっともがたつきが少なくなるはずである。また、強度計算もきちんとされており、無理な力が加わったときにアバットメント側のノッチが壊れるようになっていて、フィクスチャーを保護する構造になっている。1本1本のノッチが独立していて脆弱な感じもするが、問題は経験していない。

比較的新しいシステムであるリプレイスセレクトは、インターナルトライチャネルという回転防止機構を持つ（図5）。メーカー側は、回転防止機構が円に近づくほど弱く、オクタ、ヘックス、トライアングルの順で回転防止機能は強いとしている（図6）。確かにその理論はもっともなのであるが、実際の構造を見ると、シャープなトライアングルではなくラウンドシェイプになっている。正直に使用感を述べれば、がたつきがあるように感じる。

フィクスチャーの中に入り込む長いインターナルカラーであるが、上部構造の安定には有利である。アバットメントスクリューの破折などは考えにくい。また、インターナルならではの利点もある。スクリューヘッドがかなり下方に設定されているので、アンギュレーションのケースなどではスクリューヘッドが露出しにくく、前装スペースがとりやすいため、審美的に有利である（図7）。

テーパーロックシステムであるが、ここではアストラ社のSTに焦点を置いて検証する。アストラ社のSTは、ダブルヘックスおよびテーパーロックのコンビネーションで精度も良く、がたつきが少ないばかりでなく、テーパーロックによりコーヌス嵌合するため、緩むことなどほとんど考えられない（図8）。

しかし、テーパーロックも考えものである。マルチプルスタンダードを口腔内に装着する場合、テーパーロックによる抵抗感なのか不適合に

会員発表

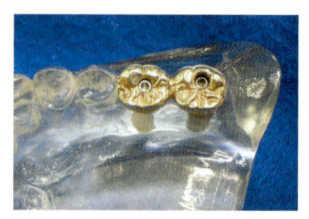

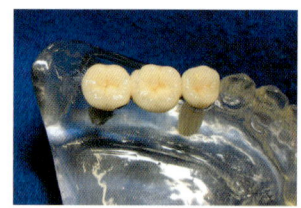

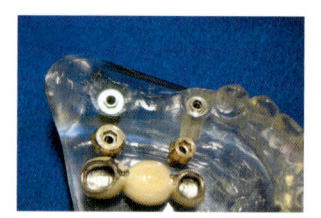

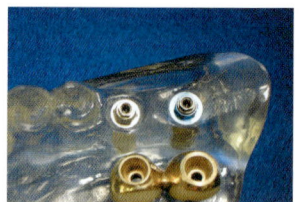

図9-a～d 左右いずれもマルチプルのケースだが、ノンアクセスホールタイプは回転防止機構が必要となる。

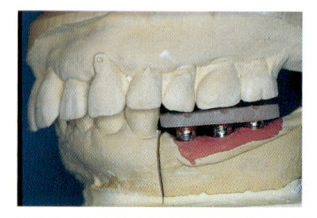

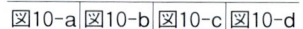

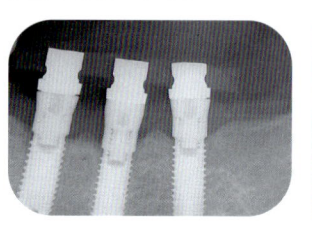

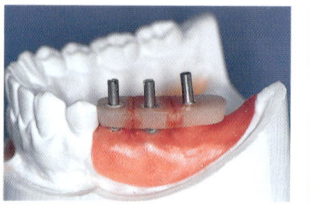

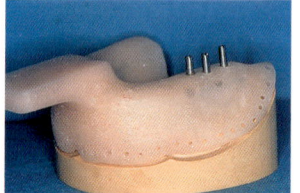

図10-a～d チェックバイトプレートはバイトを採るだけでなく、適合の確認や、不適合の際の印象採得などを行うことができる。

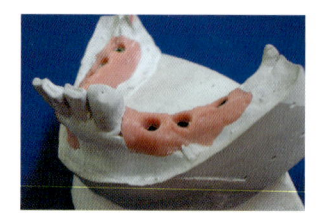

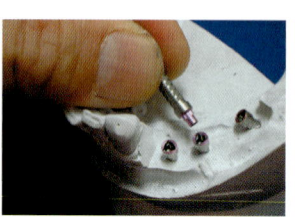

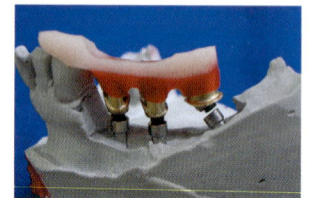

図11-a～d 長いインターナルカラーのため、チェックバイトプレートが着脱できない。

よる抵抗感なのか判別することができない。X線像による適合の判別もできないので、パッシヴフィットどころではない。また、ダブルヘックスであるため、12通りの装着位置があり、フリーハンドで口腔内に装着することが困難である。当然ジグインデックスを使用しなければならないが、その場合、先端の回転防止機構が邪魔になることがある。その理由も後で詳しく述べるが…。

以上のように、比較的新しいセレクトやアストラ社のSTなど、インターナルコネクションのシステムにおける回転防止機構は、シングルインプラントレストレーションにおいて、臨床上非常に有効であると考えられる。

マルチプルレストレーションにおける問題点

マルチプルレストレーションにおいて、平行性が悪い場合には回転防止機構が邪魔になる。咬合面からスクリューで固定する、いわゆるスタンダードタイプならノンエンゲージングを使用すれば問題はないが、プレッパブルアバットメントを使用する場合は、個々のアバットメントをきちんとした位置に固定する必要があり、回転防止機構を使わざるを得ない（図9）。この場合、チェックバイトプレート装着時や、アバットメント装着時にジグインデックスを使用する際、回転防止機構が邪魔になってしまう。

チェックバイトプレートとは、図のように、バイトを採ることはもちろん、インプラントの位置、回転防止機構の向きなどが模型上に正確に再現できているかどうかの確認も兼ねている（図10）。よって、チェックバイトプレートにノンエンゲージングのアバットメントを使うことはほとんどしない。この場合、エクスターナルヘックスの場合はあまり問題にならないが、セレクトやアストラ社のようにインターナルカラーが長いものに関しては、平行性が少しでも悪いとカラー部分が引っかかってしまい、口腔内に装着ができない（図11）。

ジグインデックスを使用してアバットメントを口腔内に装着しようとする場合もまったく同様のことが言える（図12）。

そこでセレクトの場合はインターナルカラーをカットすることにより

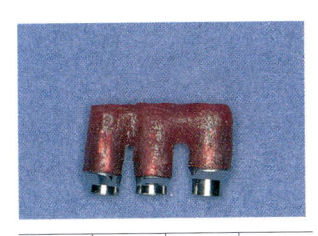

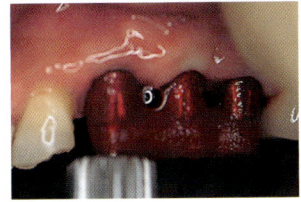

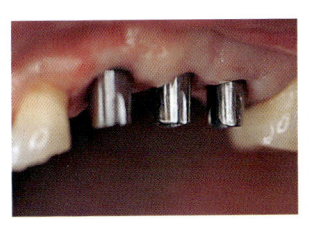

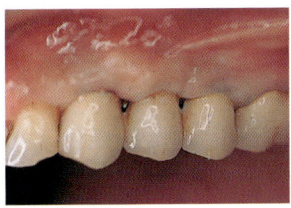

さまざまな回転防止機構の検証および取り扱いについて

図12-a 図12-b 図12-c 図12-d

図12-a~d　口腔内にアバットメントをセットするために使用するジグインデックス。

図13-a　図13-b

図13-a、b　あまりやりたくないことだが、カラーをカットすることで対応せざるを得ない。

図14　図15

図14　海外で注目されつつあるバイオロックインプラントシステム。
図15　バイオロックのロックスクリューシステム。アバットメントスクリューの緩みは考えられない。一般の工業界では当たり前のような気もするが…

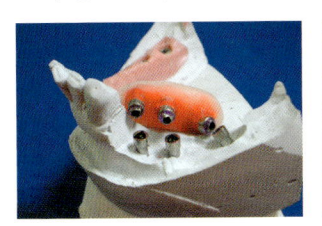

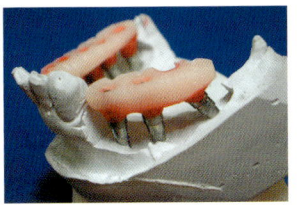

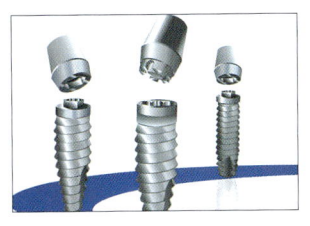

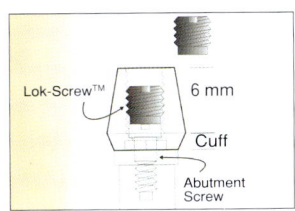

対応している（図13）。シングルインプラントに関してはこのカラー部分が上部構造の安定に重要な役割を果たしているが、マルチプルの場合は、回転防止機構がアバットメントの位置を特定することのみに使われるので、インターナルカラーがなくても問題はない。しかし、その分フィクスチャーとアバットメントの間に空間ができることになる（既製のノンエンゲージに関しても同じことが言えるが…）。

アストラの場合はもう少し工夫が必要になる。回転防止機構がアバットメント先端についているため、カットすることができない。平行性が悪い場合は、既製のアンギュレーションアバットメントを口腔内に装着し、アバットメントレベルで印象をとって対応するしか方法がない。紙面の関係で詳しく述べることはできないが、やはり適正なエマージェンスプロファイルを形成するためにはフィクスチャーレベルの印象が望ましい。

まとめ

以上のことから、長いインターナルカラーを持つものは、シングルインプラントレストレーションにおいて臨床上非常に有効である。しかし、マルチプルインプラントレストレーションにおいては、使いにくく、工夫が必要になる。

今一度エクスターナルヘックスの良さを見直してみるのもいいかもしれないし、そろそろマルチプル専用の回転防止機構の必要性を考えてみる時期に来ているのではないだろうか。

今、米国を中心に注目を集めているバイオロックインプラントというシステムがある（図14）。図15のように、アバットメントスクリューが緩まないようにさらにロックスクリューで締め付けるというアバットメントがある。ネジは、お互いに異なるピッチを持つため、緩むことがない。これならばシングル、マルチプルにかかわらずアバットメントスクリューが緩まないので、上部構造を安定させることができる。パーツが増えることによる煩雑さなどの問題があるかもしれないが、注目に値するのではないだろうか。

参考文献

1. 大塚隆，畑中卓哉．ステリオスインプラントシステム下顎臼歯部への臨床応用．国際臨床歯科インプラントジャーナル　1996；16：81-95．
2. 畑中卓哉　更なる適合精度を追及した接着法による上部構造装置．Part 1　ベーシック編．国際臨床歯科インプラントジャーナル　1996；17：7-24．
3. 畑中卓哉　更なる適合精度を追及した接着法による上部構造装置．Part 2　アドバンス編．国際臨床歯科インプラントジャーナル　1996；18：27-44．

会員発表

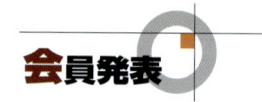

前歯単独インプラントについての考察

望月一彦

石川歯科

はじめに

オッセオインテグレーションの予知性が高まったことにより、歯科治療にインプラントは欠かすことができなくなった。インプラント治療の適応症は全部欠損症例に対する術者可徹式補綴物から部分欠損症例、天然歯とならぶ審美性を追求した単独歯欠損症例へと拡大している。そして現在インプラントの成功基準は、機能性回復のためのわずかな動揺を許容するインプラント（NIH-ハーバード会議　1978）から、機能性と審美性の回復により、患者と術者の両者が満足し、患者のQOLを向上させるインプラント（トロント会議　1998）へと変遷し、より高い質が求められている。特に前歯単独欠損症例においては非常に高い完成度が求められるが、歯間乳頭の獲得は審美的な結果を得るための重要な因子の一つであると考えられる。

インプラント周囲に歯間乳頭を形成する要因には、

1. 隣在歯の歯槽骨頂の高さ
2. 歯肉のBiotype
3. 欠損のスペース

この三つの要因は必ず考える必要がある。そして、今回これらを考慮して行った抜歯待時埋入と抜歯即時埋入を述べることとする。

インプラント周囲歯間乳頭形成に関わる要因

1. 隣在歯の歯槽骨頂の高さ

天然歯に隣接する単独インプラントについて考えたとき、歯間乳頭の存在は、天然歯側の歯槽骨縁の高さによって決定づけられる。

Salamaらは歯間乳頭形成には、将来のコンタクトポイントの最下点から4～4.5mmの範囲に隣在歯歯槽骨頂の位置があることが理想であると報告している（図1、表1）。

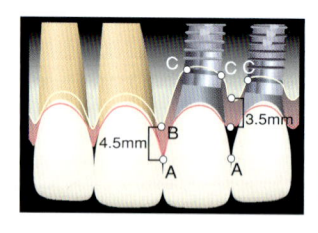

図1 ｜ 表1

Class	Restorative Environment	Proximity Limitations	Vertical Soft Tissue Limitations
1	Tooth-Tooth	1 mm	5 mm
2	Tooth-Pontic	N/A	6.5mm
3	Pontic-Pontic	N/A	6.0mm
4	Tooth-Implant	1.5mm	4.5mm
5	Implant-Pontic	N/A	5.5mm
6	Implant-Implant	3 mm	3.5mm

図1、表1　隣接する修復物と歯間乳頭の再生距離。

図2　各計測部位。

表2　各部計測値

Site	Bone-Surrounding Depth (mean±SDmm) Thick Biotype (n=28)	Thin Biotype (n=17)	P Value
MT	4.46 ± 0.78	3.76 ± 0.53	0.002*
MI	6.54 ± 1.05	5.56 ± 1.40	0.011*
F	3.79 ± 0.89	3.38 ± 0.91	0.150
DI	6.14 ± 1.11	5.59 ± 1.31	0.137
DT	4.45 ± 0.57	3.79 ± 0.56	0.001*

*Statistically significant ($P<0.05$).

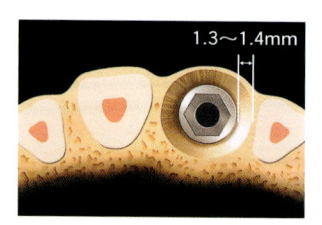

図3　骨吸収は垂直的にだけでなく水平的な方向にも起こる（文献3より引用・改変）。

症例1

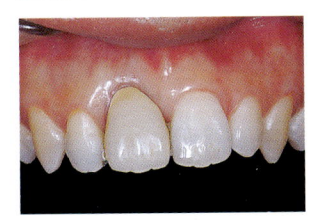

症例1-a　初診時正面観。

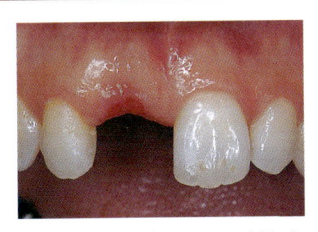

症例1-b　接着ブリッジ除去後の正面観。

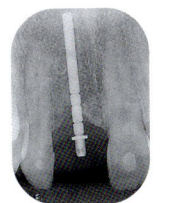

症例1-c　隣在歯歯槽骨の付着は失われていないと判断。

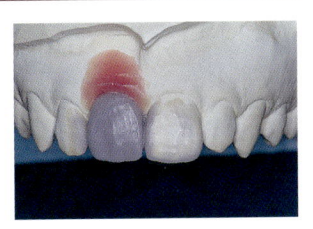

症例1-d　診断用ワックスアップでは、右側側切歯と左側中切歯の歯冠形態を修正し欠損部の幅の改善を行っている。

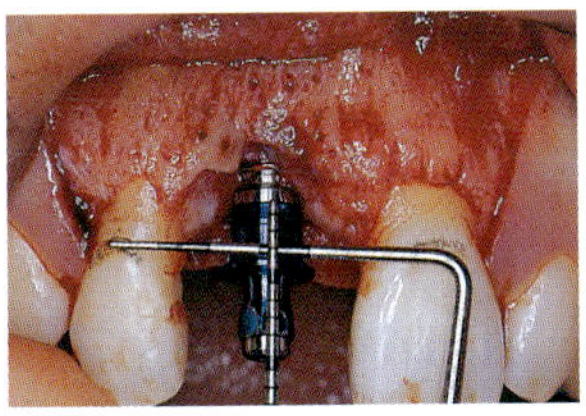

症例1-e　インプラントは両隣在歯CEJより3mm下方、そしてインプラントショルダーの端が将来の修復物の唇側面より2mm内方になるように埋入。

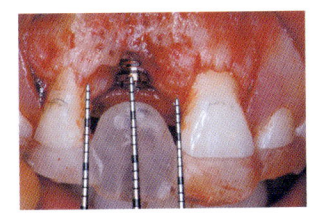

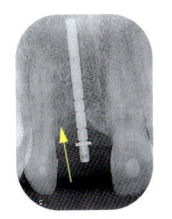

症例1-f　症例1-g　右上側切歯の近心に骨欠損が認められた、デンタルX線では矢印の部位、術前においてはIHBクラス1（5mm）と診断していたが、クラス2（7mm）であったことがわかった。

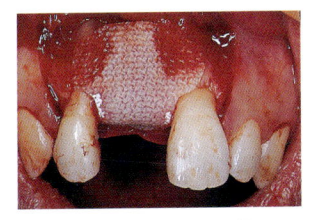

症例1-h　骨欠損部に対して下顎枝より自家骨を採取し骨移植を行った。吸収性メンブレンを使用しているが、メンブレンが歯に近接しているのが認められる。

2．歯肉のBiotype

インプラント周囲の軟組織の量が多く存在している場合には、歯間部に圧をかけることによって乳頭の高さを増やすことができる、またKanらは唇側中央にプローブを入れ、視認できる場合をthickできない場合をthinとして分類し、1年から6年半経過した45本のインプラント周囲の軟組織の高さを計測すると、どの計測値においてもthickタイプのほうがthinタイプより高い位置に歯肉がきており、唇側歯肉が厚いthickタイプのほうが隣接面においても高い位置に歯間乳頭を獲得できる可能性がある（図2、表2）。

3．欠損のスペース

Submerged Implantにおいては二次手術の後、近遠心・頰舌的、つまり4壁性に骨がリモデリングを起こす。骨吸収の量は、垂直的にはインプラントショルダーより約1.5～2.0mm、水平的には1.3～1.4mmである。隣在歯のアタッチメントレベルを喪失させないためには、インプラントと天然歯間の距離を最低1.5mm以上に保ち、インプラント体の端が将来の修復物の唇側面より2mm内方になるように埋入する必要がある（図3）。

症例1　抜歯後待時埋入

患者年齢：45歳、男性。
主訴：約7年前に装着した右上中切歯接着性ブリッジの脱離による審美障害。
現症および治療計画：右上欠損部歯槽堤は垂直的な高さは保っているが水平的な吸収が認められる。トップダウントリートメントの概念に基づき診断用ワックスアップより歯軸・歯冠形態・歯冠幅径の改善・歯槽堤の増大をし、欠損部は、インプラント＋GBR、両隣在歯にはラミネートベニヤで修復する計画をした。

症例2　抜歯即時埋入

患者年齢および性別：34歳、女性。
主訴：前歯部歯肉の腫脹。
現症および治療計画：右上側切歯から左上側切歯にフレアアウト・不良補綴物・根尖病変があり両中切歯の遠心には深いポケット・水平性の骨吸収があり付着の喪失が認められる。また、右上側切歯はパーフォレーションがあり、左上側切歯は歯根破折

会員発表

症例1

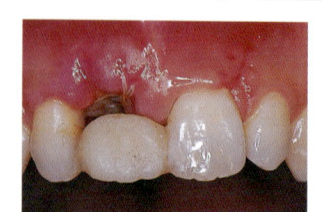

症例1-i 術後10日創が裂開を起こし、フラップが壊死を起こした。

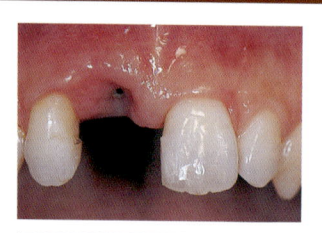

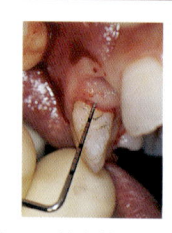

症例1-j、k 約2ヵ月半後フラップが裂開を起こした所では、二次的な創傷の治癒が起こっている。ボーンサウンディングでは隣接面において約1.5mmの所に骨頂が確認される。隣接面軟組織の高さの平均は約4.2mmであるため、印を付けたCEJ付近までは軟組織を外科的に増大させても長期的に安定する可能性が高いと判断し、結合組織移植を行うことにした。

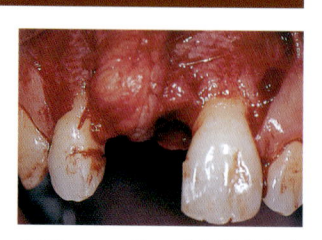

症例1-l フラップを開くとインプラント周囲には弾力のある新生結合組織が確認された。結合組織移植するにあたりカバースクリューを2mmのテンポラリーヒーリングアバットメントに変え、インプラント唇側と遠心部に結合組織を固定した。

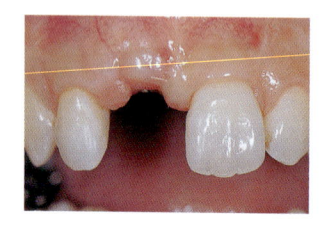

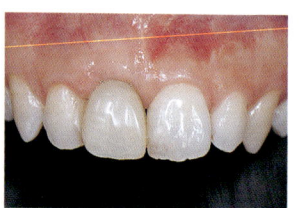

症例1-m 結合組織移植をして2ヵ月後、軟組織は右上側切歯近心CEJの高さまで回復しているのがわかる。

症例1-n 結合組織移植2ヵ月後にプロビジョナルレストレーションを製作、この時点では歯肉縁下の形態はストレートとし、歯肉をあらゆる方向に圧迫しないようにしている。さらに6ヵ月間、反体側の歯頸線と調和がとれるまで歯肉縁下の形態に修正を加えた(ティッシュキャロッピング)。

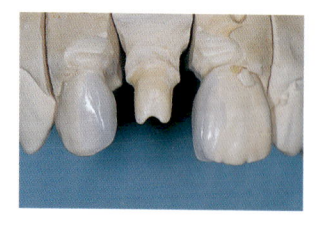

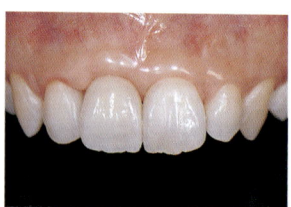

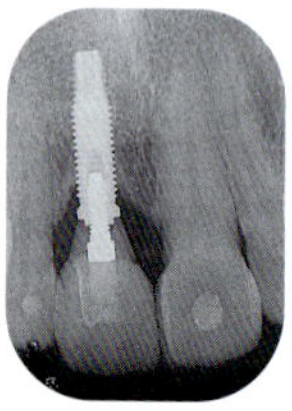

症例1-o 歯冠形態、歯間幅径とコンタクトポイントの位置をコントロールするためのラミネートベニヤは歯の切削をせずに製作した。
症例1-p 最終補綴物装着後の正面観。
症例1-q 上部構造装着後のX線写真。

症例2

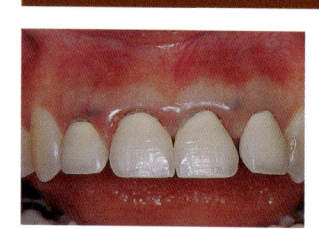

症例2-a 初診時上顎前歯正面観。
症例2-b 初診時デンタルX線写真。 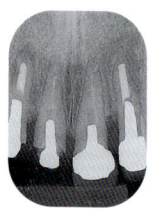
症例2-c 最終補綴を想定した診断用ワックスアップ。 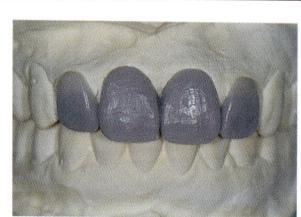
症例2-d、e 抜歯即時埋入インプラントにより歯肉縁は1〜2mm退縮することを考慮して、歯肉、歯槽骨の増大を目的に矯正的延出を行った。

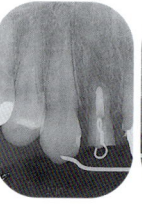

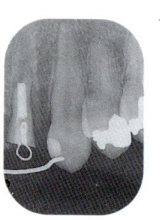

症例2

症例2-f 外科用ステントを装着した状態。左右中切歯の歯頸部を根尖方向に移動させる必要がある。

症例2-g 骨整形後の状態。中切歯唇側の骨を切除することによりスキャロップが獲得された、中切歯遠心の付着位置は変化していないが、歯冠長を延長し歯肉辺縁の位置をコントロールすることにより生理的な軟組織形態が獲得できる可能性が高くなった。

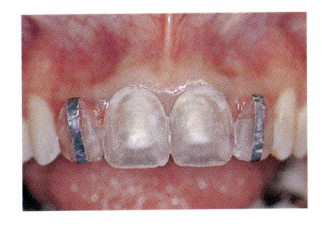

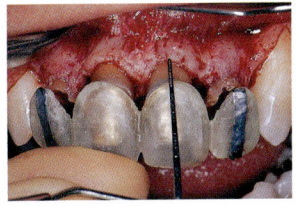

症例2-h 左右側切歯抜歯後、即時にインプラントを埋入、側切歯頬側に歯槽骨の陥凹が認められるが歯根型インプラントを使用しているため開窓は生じていない。また矯正的延出を行ったためインプラントと抜歯窩のスペースは埋まり、頬側に一定の幅の骨が認められる。

症例2-i 歯間乳頭の平坦化を防ぐために即日プロビジョナルレストレーションをセットした。

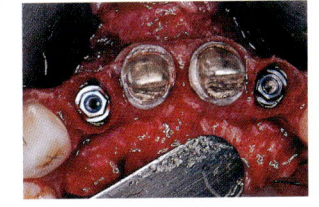

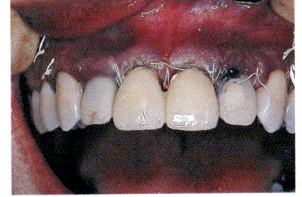

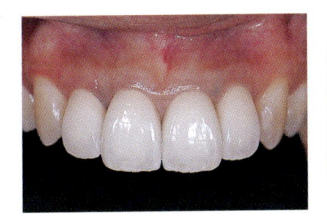

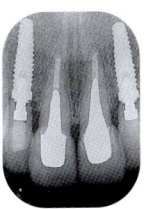

症例2-j 最終補綴物装着1年後の正面観。
症例2-k 上部構造装着1年後のX線写真。

を起こしており2本とも保存困難と診断した。治療期間の短縮、抜歯後早期に見られる唇側骨板の吸収防止、軟組織形態の温存のため抜歯即時埋入、即時プロビジョナルレストレーションを計画した。

まとめ

今回、前歯単独インプラントについて特に歯間部に焦点をあてて述べた。歯間部の審美性の獲得と維持においてもっとも大切なことは、Top-Down Treatmentの概念に基づいた術前の精密な診査・診断を行い将来の歯間乳頭の形態を予測することである。まずは欠損を起こした部位の原因を口腔全体より診断し、適切な処置を行う。そして、欠損部隣在歯歯槽骨頂の位置は歯周病学的な診査のみでなく、審美性を獲得するためのガイドラインを参考に製作された診断用ワックスアップより理想的なコンタクトエリアの位置をあらかじめ設定することによって補綴学的に評価し、将来の歯間乳頭の形態を術前に予測し患者と相談のうえ治療計画を立案する必要がある。そして、適切な術式を選択し完成した修復物を長期にわたってメインテナンスしていく必要があると考える。

参考文献

1. Salama H, Salama MA, Garber D, Adar P. The interproximal height of bone: A guidepost to predictable aesthetic strategies and soft tissue contours in anterior tooth replacement. Review and follow-up to the 1998 article. Pract Periodontics Aesthet Dent 1998; 10(9): 1131-1141.
2. Kan JY, Rungcharassaeng K, Umezu K, Kois JC. Dimensions of peri-implant mucosa: an evaluation of maxillary anterior single implants in humans. J Periodontol 2003; 74(4): 557-562.
3. Grunder U, Gracis S, Capelli M. Influence of the 3-D bone-to-implant relationship on esthetics. Int J Periodontics Restorative Dent 2005; 25(2): 113-119.
4. Saadoun AP, LeGall M, Touati B. Selection and ideal tridimensional implant position for soft tissue aesthetics. Pract Periodontics Aesthet Dent 1999; 11(9): 1063-1072.
5. Salama H, Salama M. The role of orthodontic extrusive remodeling in the enhancement of soft and hard tissue profiles prior to implant placement: A systematic approach to the management of extraction site defects. Int J Periodontics Restorative Dent 1993; 13(4): 312-333.

会員発表

インプラント患者への再治療

岡崎　英起

横田歯科医院

はじめに

現代の歯科治療において、オッセオインテグレーテッドインプラントは欠かすことのできない治療オプションのひとつになった。インプラントの形状や表面性状の改良などにより、インプラントの骨への生着は以前に比べ、より簡単に、かつ成功率も向上してきている。そのため、欠損部に対し安易にインプラントの埋入がなされているとしか考えられないような症例も、多く見られるようになってきた。

症例閲覧1

症例1を見てみると、インプラントフィクスチャー周囲には問題がなくとも、上部構造の破損や、インプラント対合部位の歯根破折、咬合高径の低下、その他、多くの問題が見られる。結果、GBRおよびインプラントの追加埋入を行い、1年半の治療期間を経て治療を終了した。このような症例をリカバーするには当然、術者、患者ともに相当な根気、時間、費用が必要となる。

症例閲覧2

症例2は 7 6 5 欠損修復を訴えて来院されたが、それ以外に口腔内に多くの問題が存在していた。包括的な診断、治療計画なしに、この欠損部に安易にインプラントを埋入してしまうと、症例1のような結果を余儀なくされる。歯科技工士や歯科衛生士と共に綿密な診断、治療計画を立て、約1年半の治療期間を経て治療を終了した（詳細は別冊the Quintessence インプラント YEAR BOOK 2004, 2005を参照）。

症例1

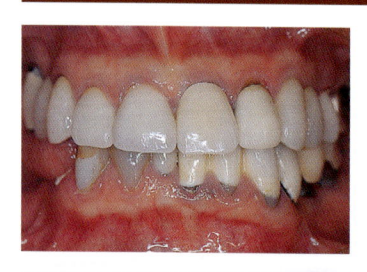

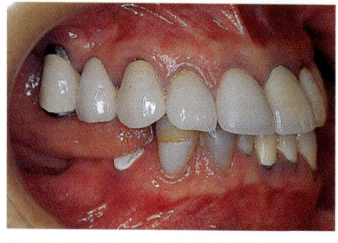

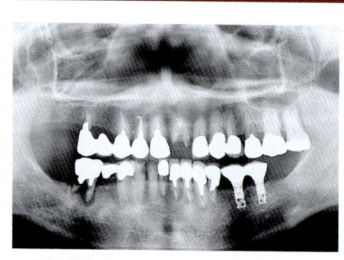

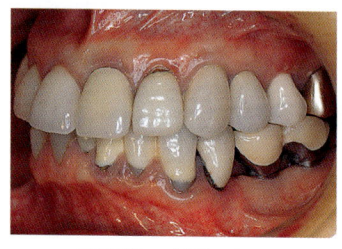

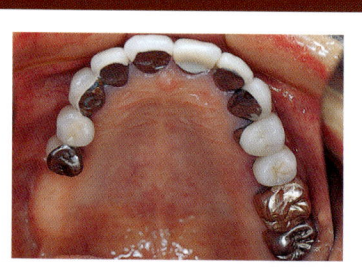

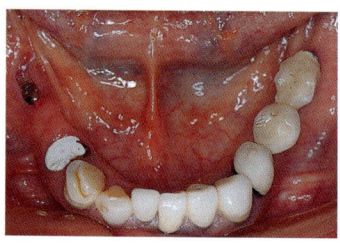

症例1-a	症例1-b	症例1-c
症例1-d	症例1-e	症例1-f

症例1-a～f　正面観：全顎にわたり不良補綴物が見られる（症例1-a）。パノラマX線写真。インプラント周囲の骨欠損はない（症例1-b）。咬合面観：インプラント上部構造の破損が見られる（症例1-c、f）。側方面観：咬合高径の低下が見られる（症例1-d、e）。

インプラント患者への再治療

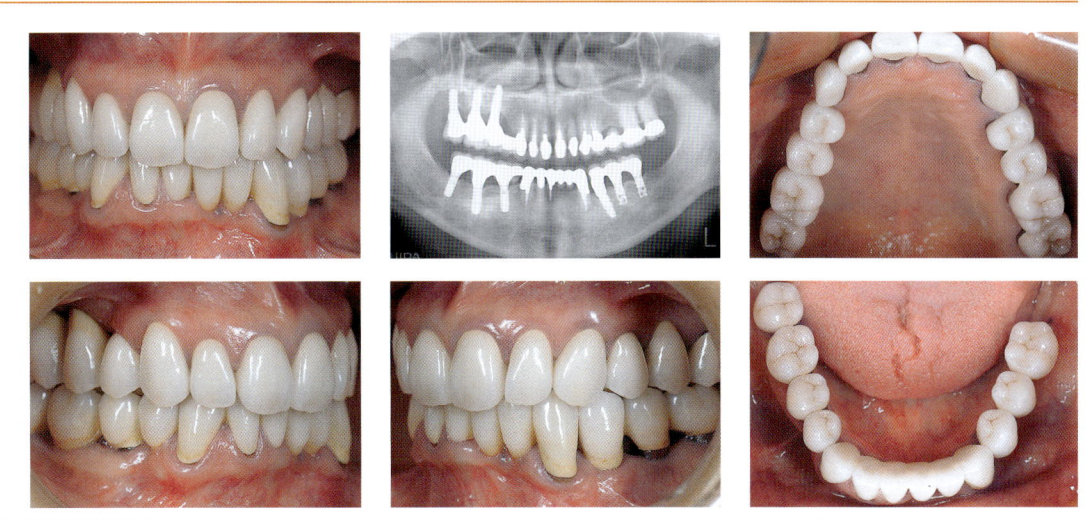

症例1-g	症例1-h	症例1-i
症例1-j	症例1-k	症例1-l

症例1-g〜l　最終補綴物装着（症例1-g）。最終補綴物装着後、1年後のパノラマX線写真（症例1-h）。上下顎共、オクルーザルポーセレンにて対応（症例1-i、l）。7本のインプラントを追加埋入（症例1-j、k）。

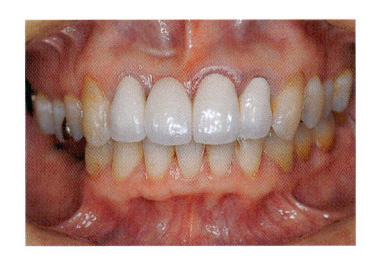

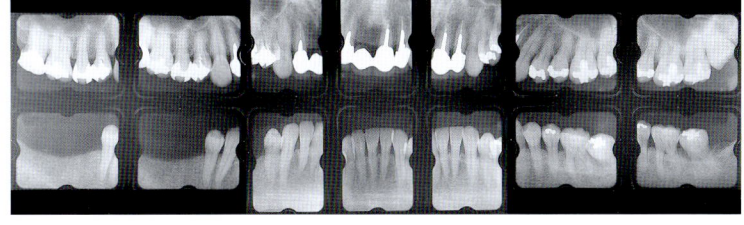

症例2

症例2-a	症例2-b
症例2-c	症例2-d
症例2-e	症例2-f

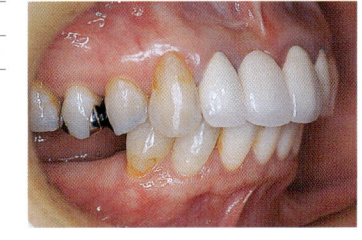

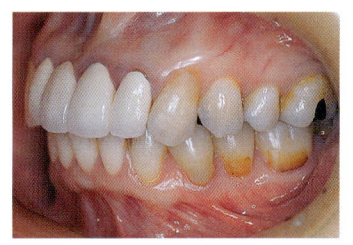

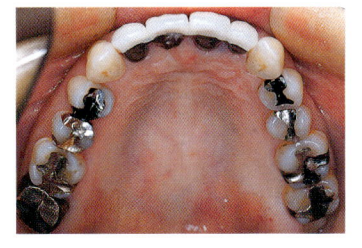

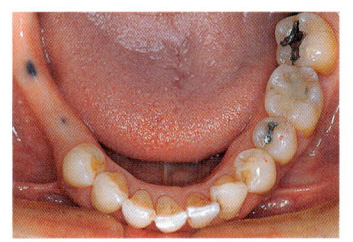

症例2-a〜h　術前正面観。右上臼歯部の挺出が見られる（症例2-a）。初診時。デンタルX線写真14枚法（症例2-b）。術前側方面観（症例2-c、d）。術前咬合面観（症例2-e、f）。

症例閲覧3

症例3も症例1と同様に、すでに6 5 4部にインプラントが埋入してある。主訴はインプラントの対合歯（⑤4③②ブリッジ）の動揺であった。本症例も包括的観点から診断、治療計画をたて、約2年の治療期間を経て治療を終了した。本症例は患者の咬合力が非常に強いことや昼間のクレンチング、夜間のグライディングが最大の問題点であった。昼間のクレンチングには認知行動療法、夜間のグライディングに関してはナイトガードを装着していただき、本症例は現在、メインテナンス中である。

会員発表

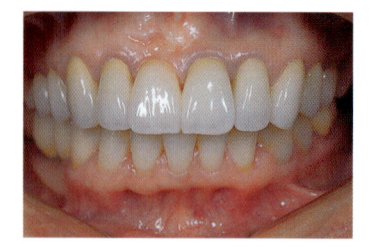

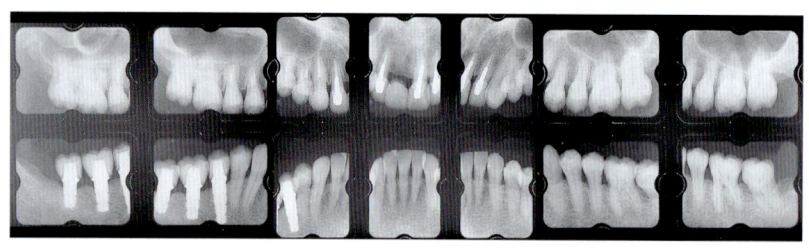

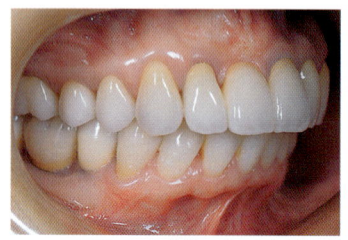

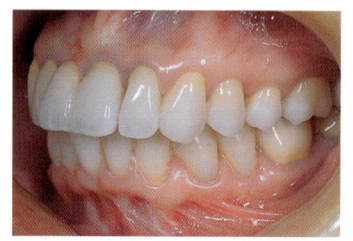

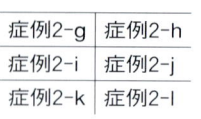

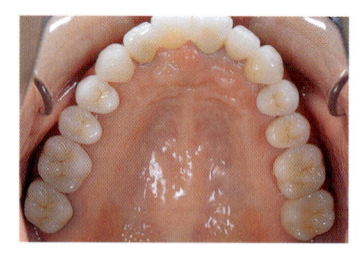

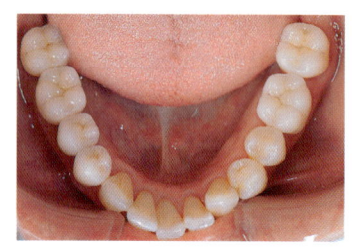

症例2-g	症例2-h
症例2-i	症例2-j
症例2-k	症例2-l

症例2-g～l　最終補綴物装着。咬合平面が改善されている（症例2-g）。最終補綴物装着時デンタルX線写真14枚法（症例2-h）。プロセラクラウン&ブリッジにて修復（症例2-i、j）。咬合の安定に歯列弓の保全は必須である（症例2-k、l）。

症例3

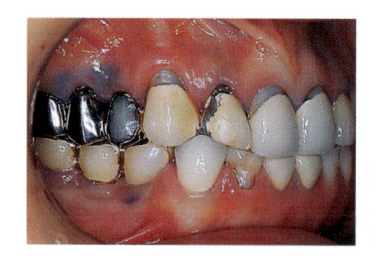

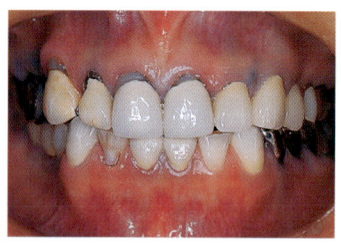

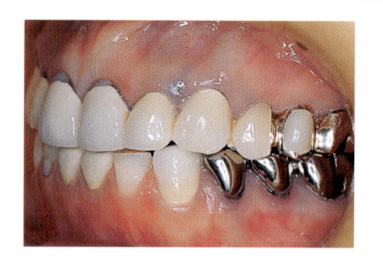

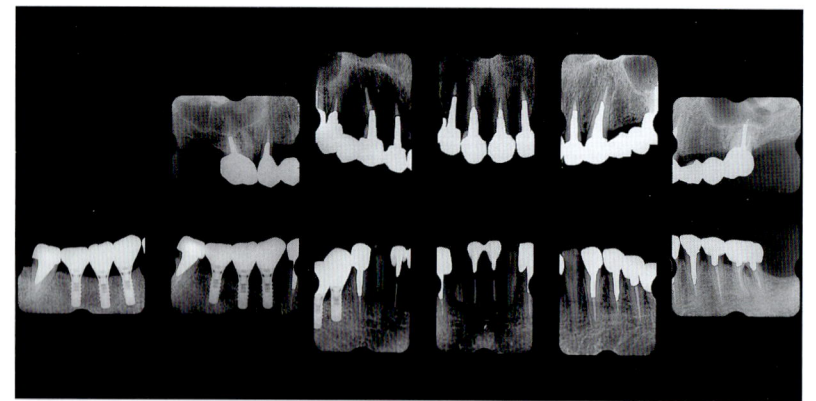

症例3-a	症例3-b	症例3-c
症例3-d		
症例3-e	症例3-f	症例3-g

症例3-a～g　術前正面観、側方面観。咬合高径の低下、顎位の変位が見られる（症例3-a～c）。右上のブリッジが脱離している（症例3-a）。デンタルX線写真10枚法。太く長いダウエルコアが多数見られる（症例3-d）。咬合面には広範囲のファセットが見られる（症例3-e、f）。右上ブリッジ除去時（症例3-g）。

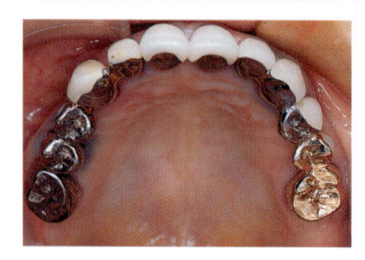

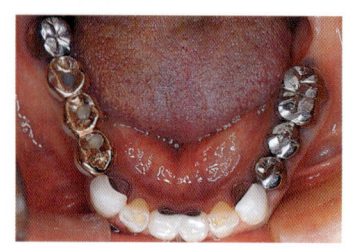

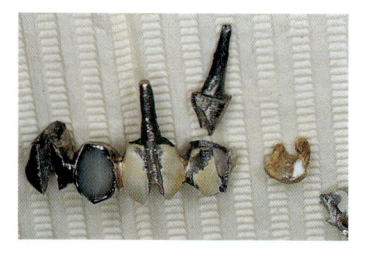

インプラント患者への再治療

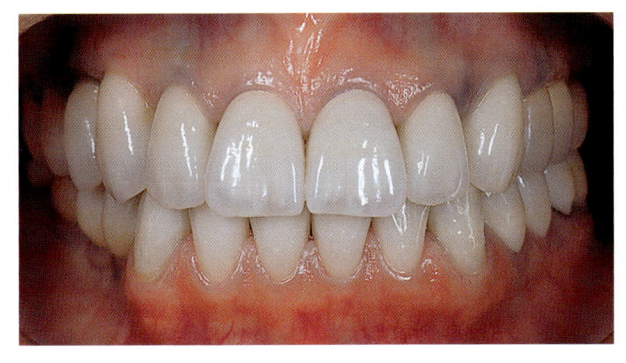

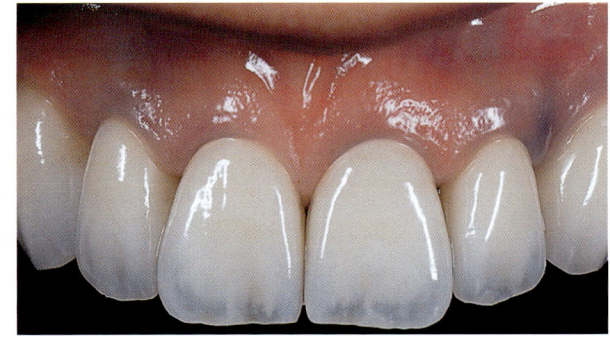

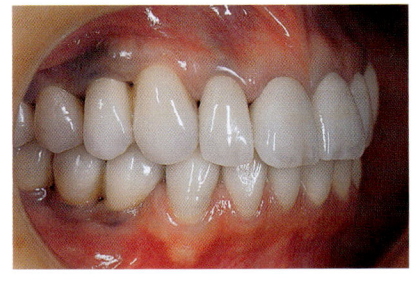

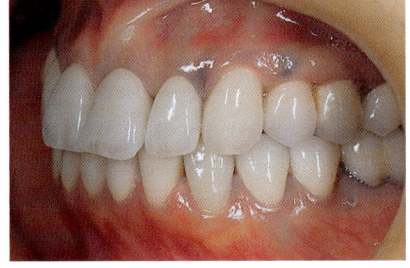

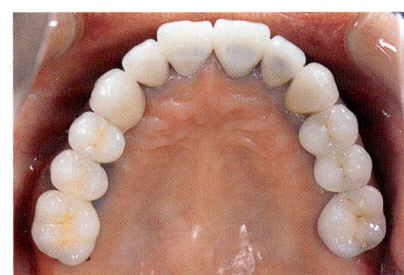

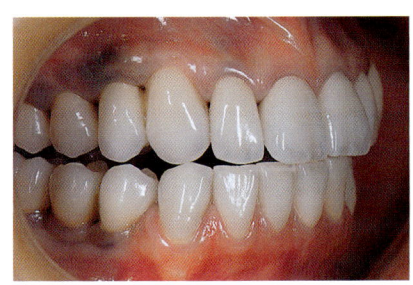

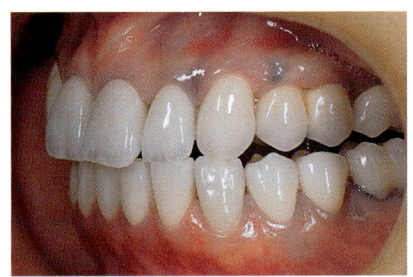

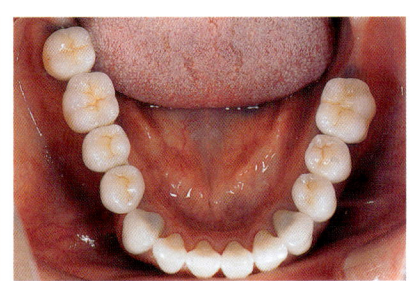

症例3-h	症例3-i	
症例3-j	症例3-k	症例3-l
症例3-m	症例3-n	症例3-o
	症例3-p	

症例3-h〜p　最終補綴物装着時。咬合高径および顎位の改善を行う（症例3-h）。プロセラクラウン装着（症例3-i）。上顎に4本のインプラントを追加埋入（症例3-j、k）。単独歯はプロセラ、連結歯はメタルセラミックスにて修復（症例3-l、o）。咬合の安定に必須な適正なアンテリアガイダンスの付与は臼歯部のディスクルージョンを与える。（症例3-m、n）。最終補綴物装着後のデンタルX線写真10枚法。現在、臨床的症状は見られないが「6の分岐部には今後注意深い経過観察が必要と思われる（症例3-p）。

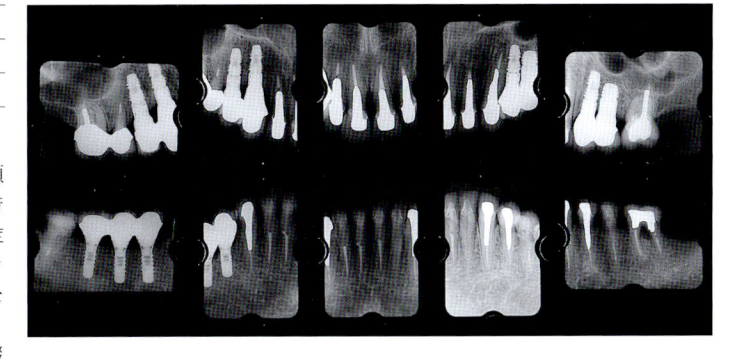

このような咬合力が非常に強い患者には、特に注意深い経過観察（特に咬合のチェックと、必要に応じて咬合調整）が必要である（詳細はQDI 2005；12（3）：47を参照）。

まとめ

今回、提示させていただいた3ケースから、トップダウントリートメントという言葉に表されるように、まず治療ゴールのイメージを設定し、包括的観点から見た診断、治療計画を行いインプラントプレースメントすることがインプラントの予知性を上げ、また歯科治療を成功させる要であることが、ご理解いただけると思う。

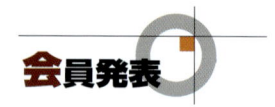

審美性を獲得するための治療オプション
Treatment Options For Achieving Aesthetics

北島 一

北島歯科医院

はじめに

審美領域における問題点が、歯肉や歯槽骨といったフレームワークの異常が原因である場合、修復治療のみで問題を解決することは困難であり、軟組織や硬組織、あるいは双方に対するマネージメントが要求される。

たとえば、歯牙欠損部の修復治療では、歯牙喪失に起因する歯槽骨の吸収により、ポンティック、インプラントともに歯冠長は長くなる傾向にある。そのため適正な歯冠長を得ようとしたとき、歯槽堤保存のための処置や、組織増大のための治療オプションが必要となってくる。一方、天然歯においては、審美的に問題となる長さ(長い、短い)を持つ歯冠であれば、歯肉レベルをコントロールするための治療オプションが必要となる。本稿では、これらの点を整理し、とくに歯冠長に焦点を当て、歯肉ラインの調和を図るために必要な軟組織、硬組織に対する治療オプションについてふれ、そして審美性の問題を含め、全顎的に治療を行った一症例を提示したい。

歯冠長の延長

理想的な歯冠の縦横比[1]あるいは歯冠長の平均値[2]、あるいは周囲歯列の歯冠長などから判断し、歯冠長の延長が必要と判断された場合、歯冠延長術(Crown lengthening procedure)が必要となる。

提示症例において、|3|に対し歯肉弁根尖側移動術(Apically positioned flap)を用いた歯冠延長術(Crown Lengthening)を行った(図3、4)。

図5の場合、歯冠長を延長する点で類似のケースであるが、目的は異なる。図3、4のケースは審美を目的としたものであるが、図5のものは歯肉縁下カリエス処置が目的である。

|4 6 7 に対して、biologic width を確保するため、骨外科処置を伴う歯肉弁根尖側移動術(Apically positioned flap)を行った。

歯冠長の短縮

1. 天然歯

天然歯において、歯肉退縮による歯根露出のため歯冠長が長くなっている場合は、上皮下結合組織移植による根面被覆によって歯冠長を減少させることが可能である。

しかし、同じように、歯肉退縮が起っていても、歯冠修復がなされていたり、根面に深いカリエスがある場合には、根面被覆は適応にはならない。

このような場合は矯正的挺出を応用することによって問題を解決することが可能となる。

2. 歯牙欠損部

歯牙欠損部ではポンティックやインプラントによって修復されるが、多くの場合歯槽堤の吸収が起こるため、歯冠長は長くなる傾向にある。

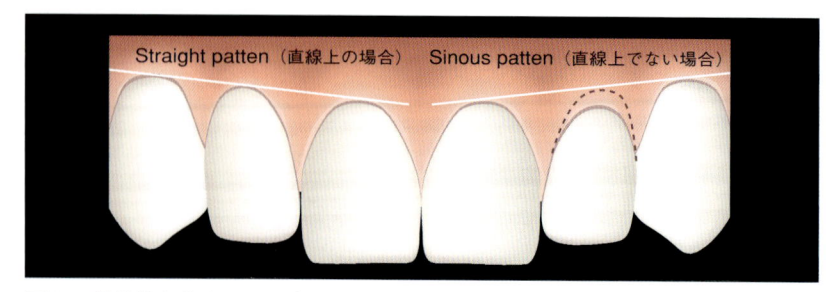

図1 理想的な歯肉ライン(文献1より引用、改変)。

審美性を獲得するための治療オプション

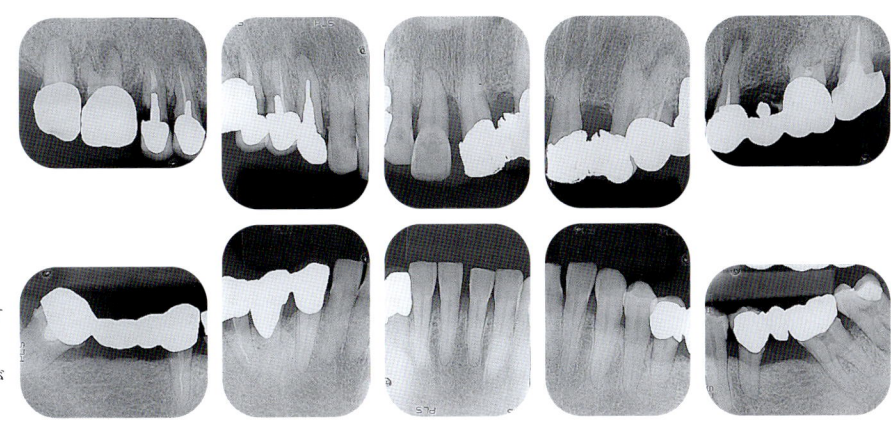

図2　術前。根尖病変、歯肉縁下カリエス、歯周病による骨欠損、歯間離開、歯牙の傾斜等の問題が見られる。

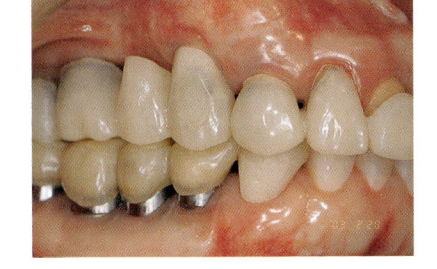

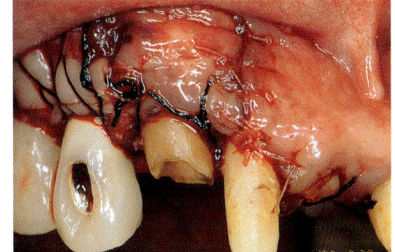

図3　3⏋の歯冠長が短い。

図4　歯冠長延長術、縫合後。

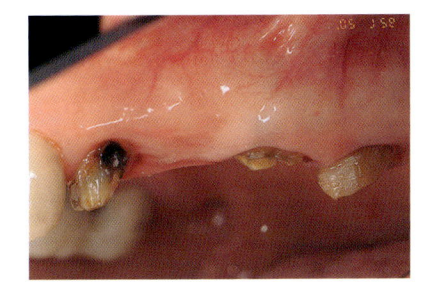

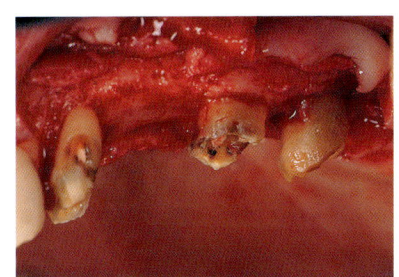

図5、6　⏌467歯肉縁下カリエス処置のための骨外科処置を伴う歯冠延長術

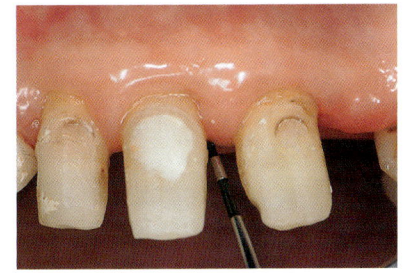

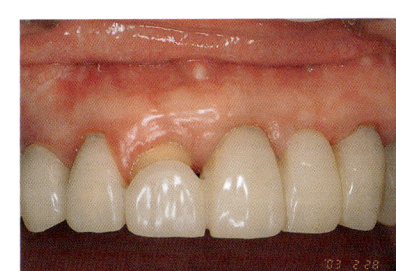

図7　1⏋近心に5mmの歯周ポケットと骨縁下欠損が認められた。

図8　歯槽堤保存のため抜歯前に矯正的挺出を行う。

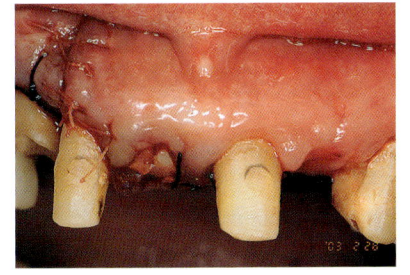

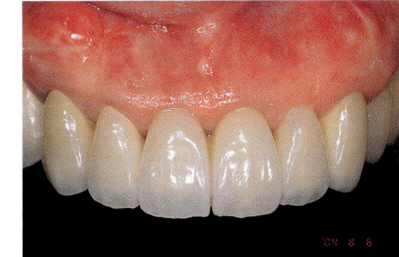

図9　歯槽堤保存のため 抜歯窩に骨移植と結合組織移植を行った。

図10　最終補綴。

歯冠長を短くするためには、歯槽堤の増大術が必要とされる。

1）ポンティック

　すでに歯牙が欠損していて歯槽堤の形態異常が見られる場合は、歯槽骨吸収の水平的および垂直的要素を考慮し、歯槽堤増大のための術式が、軟組織の増大だけで目標が達成できるのか、または歯槽骨の増大が必要なのかを検討しなければならない。

　また、抜歯予定の部位では、抜歯と同時に骨移植や上皮下結合組織移

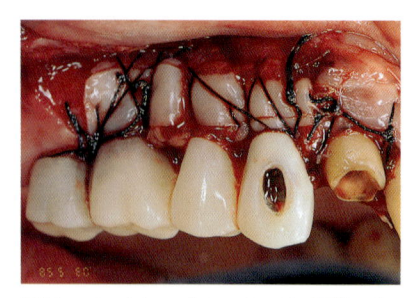

図11 6̲ 4̲ インプラント二次手術。角化歯肉獲得のため遊離歯肉移植を行う。

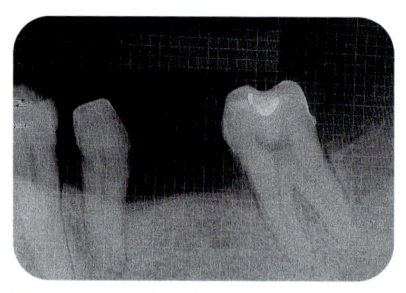

図12 7̲ 近心骨欠損は整直させることによって改善された。

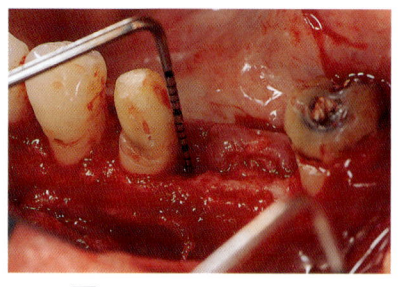

図13 5̲ 遠心に浅く広い骨欠損が認められる。

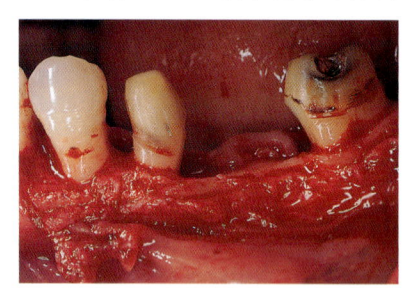

図14 骨外科処置によって平坦化された歯槽骨。

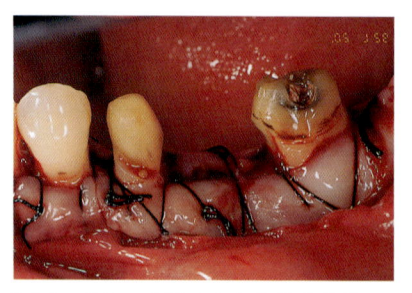

図15 ポケット除去と角化歯肉獲得のため 4̲—7̲ に遊離歯肉移植を行う。

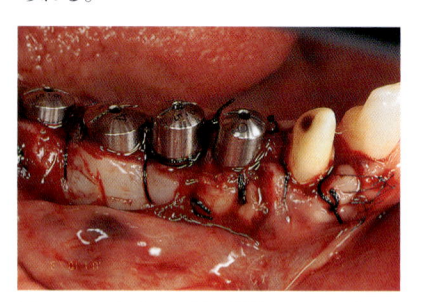

図16 二次手術。7̲—4̲ に遊離歯肉移植。3̲ は歯肉弁根尖側移動術を行った。

植を行うことによって、極力現存する組織を減少させずに温存するといった配慮が必要となる（Site Preservation）。さらに、抜歯する歯牙を、あらかじめ矯正的に挺出を行っておくことによって、歯槽骨と軟組織のボリュームを増やしておくことは、術後の組織の減少を補償するという点で有効に働く。

図2のケースでは 1̲ に5mmの歯周ポケットを伴う垂直性の骨欠損があり、また支持骨量が少なかったため抜歯と診断した。歯槽堤保存のため抜歯前に矯正的挺出を行い、保定した後に、抜歯し、同時に抜歯窩には骨移植と結合組織移植を行った。

2）インプラント治療におけるSite Preservation

抜歯後にインプラント埋入が予定されている場合、抜歯窩の条件（歯肉退縮や骨吸収がない）を満たせば、抜歯即時にインプラントを埋入することで、歯槽骨と軟組織を温存する

ことが可能である。しかし、治癒期間中組織量は若干減少することがあり、その場合、結合組織移植を必要とする。また、インプラント修復後の歯肉退縮を補償するため、術前に矯正的挺出を行い、歯肉、歯槽骨のボリュームを増加させておくことが望ましい[3]。

3）インプラント治療におけるSite Development

すでに組織が失われてしまっている部位へのインプラントの応用には、硬組織や軟組織の再建（Site Development）が必要となる。

おわりに

審美性向上のために筆者が用いている治療オプションとして以下のようなものが挙げられる。

1）Surgical Treatment
・Soft Tissue Management
　Subepithelial Connective Tissue Graft
　目的・Root Coverage
　　　・Ridge Augmentation
　　　・Gingival Augmentation
・Hard Tissue Management
　Bone Graft
　GTR
　Emdogain
　GBR
・Soft ＆ Hard Tissue Management
　Extrusion
　Ridge Preservation
　Crown Lengthening

2）Orthodontic Treatment

3）Restorative Treatment

インプラント治療が必要な症例のうちの多くは、歯牙欠損による歯肉レベルの問題、さらに天然歯においても不適切な歯肉レベルの問題を持つ場合があり、歯肉レベルのコントロールが複雑になるケースが少なくない。審美性を損なう問題点がいく

審美性を獲得するための治療オプション

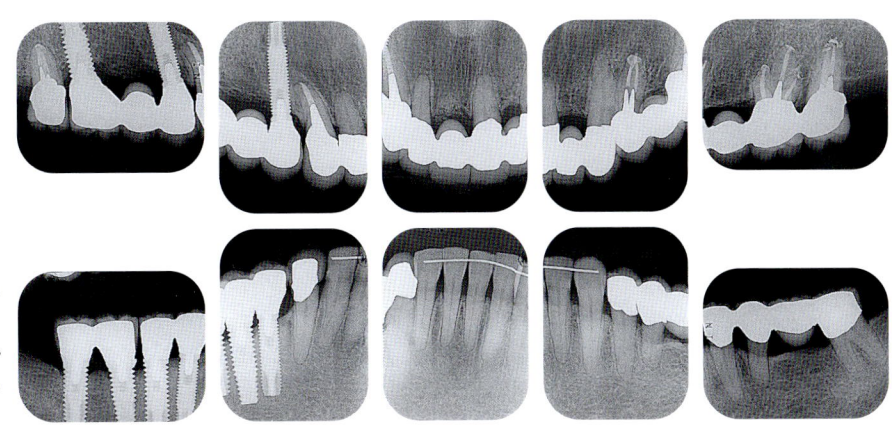

図17 術後。骨レベルは平坦化され、軟組織の厚みは均一となり、深い歯周ポケットが除去されていることがわかる。また根尖病変も改善されている。

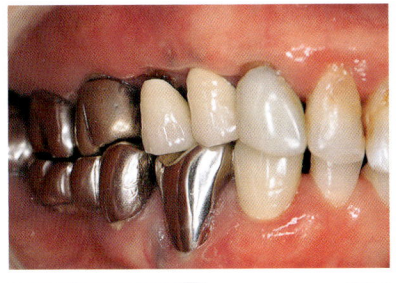

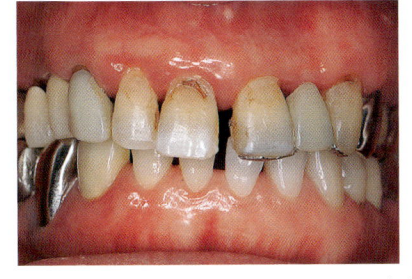

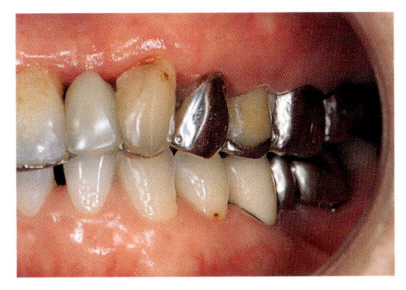

| 図18 | 図19 | 図20 |

図18〜20 術前。前歯部のフレアーアウト、歯肉退縮、歯肉の発赤、腫脹、不適合補綴物などがみられ、歯肉ラインは不規則である。

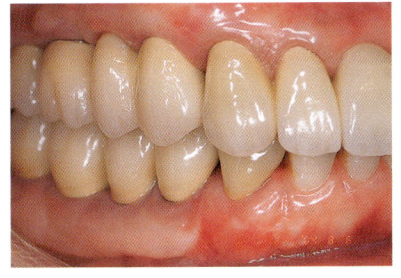

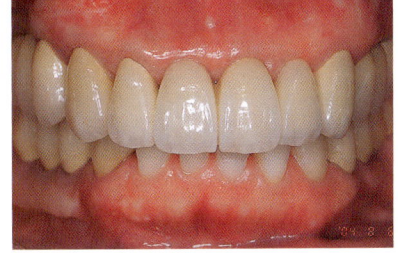

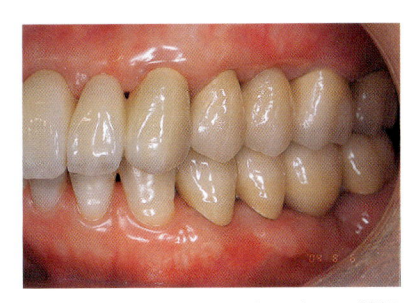

| 図21 | 図22 | 図23 |

図21〜23 術後。天然歯、ポンティック、インプラントそれぞれの間に調和の取れた外観が得られた。また歯肉軟組織においては深い歯周ポケットは除去され、十分な角化歯肉が獲得されたことで、審美的なだけでなく清掃性も良好なものとなっている。

つか組み合わされている場合、その解決のためにはこれらの治療オプションを適切に選択し応用する必要がある。

一方、歯科治療のゴールは、審美性や咀嚼機能の回復を伴う長期的な歯列の安定であり、局所のみならず全体を診査した上での治療計画が重要となる。特に歯周病は症状なく進行するため、重症になって来院される場合が少なくなく、複雑な病態を呈するケースも多い。

ゴールに到達するためには歯周治療をベースとして、インプラント治療、歯内療法、矯正治療、補綴治療など複雑なケースほど、さまざまな治療オプションが必要となる可能性がある。大切なのは、それらのオプションを適切な場面に適切な方法で応用し、結果に結びつけることであると考えている。

参考文献

1. Chiche GJ,Pinault A.Replacement of deficient crowns.In : Chiche GJ, Pinault A(eds). Esthiticsof Anterior Fixed Prosthodontics.Chicago : Quintessence.1994 : 53-73.
2. Sterrett JD, Oliver T, Robinson F, Fortson W, Knaak B, Russell CM. Width/length ratios of normal clinical crowns of the maxillary anterior dentition in man.J Clin Periodontol.1999 ; 26(3) : 153-157.
3. Salama H, Salama M. The role of orthodontic extrusive remodeling in the enhancement of soft and hard tissue profiles prior to implant placement : a systematic approach to the management of extraction site defects. Int J Periodontics Restorative Dent.1993 ; 13(4) : 312-333.

41

会員発表

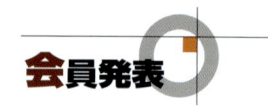

インプラントナビゲーションシステム
―日本の研究、技術を世界の舞台に夢見て―

十河基文[1,2]、前田芳信[1]

国立大学法人大阪大学歯学部附属病院　口腔総合診療部[1]
国立大学法人大阪大学先端科学イノベーションセンター[2]

変わりゆく研究

アメリカのスタンフォード大学における2003年度の「技術移転収入」は、日本円で「約50億円」もあり[1]（「50円置く」とは大違い）、「知的創造サイクル」[2]をうまく活用している。日本の大学の研究費も、借金まみれの日本政府に頼ってばかりもいられず、欧米にならって「研究費の自給自足」という形に変わらないといけない。

研究成果から起業へ

筆者らも、1994年の光造形による総義歯のCAD/CAMの研究[3]と、1999年のセファロと模型のデジタル合成技術[4]をシーズとする研究を進め、インプラントの診断をコンピュータによって行いその結果を反映する手術支援システム[5,6]を開発した。そして、2003年11月、国策である「大学発ベンチャー1000社計画[7]」の一企業として起業に至った[8]。社名は、株式会社アイキャット（URL：www.icatcorp.jp）。implantation with Computer Assisted Technologyの頭文字をとってiCATと名付けた。会社のビジョンを示すコーポレート・ステートメントは「患者さんにもまた歯科医師の先生方にも科学的なインプラント治療を提供する」という意味で「Science for you」とした。

iCATナビゲーションシステムの特徴

2005年4月30日最初の製品として「iCAT ナビゲーションシステム Lite」をリリースしたが、10月31日まったく新しいシステムとして、1）インプラント断面を最大の特徴とする"シミュレーションソフト"、2）CAD/CAMによる"手術用テンプレート"、3）オーダーメードマーキングの"手術用ドリル"の3つの製品からなる「iCAT ナビゲーションシステム」をリリースした。

曲りなりにも臨床家として、また研究者として2つの立場から生まれた「iCAT ナビゲーションシステム」の特徴を、これまでの技術的問題点とともに述べてみたい。

1. インプラント断面

従来のソフトでは、CT撮影時の基準平面（通常、咬合平面をCTのガントリに平行にする）に垂直な歯列弓に沿った断面で診断されることが多い。したがって、解剖学的な制約により意図的に傾斜させたい場合[9]や、モンソンの球面説の天然歯のように傾斜埋入させたい場合、また小宮山先生が提唱される「3Iテクニック」のように力学的安定性を求めたい場合、さらには解剖学的リスクを十分に考慮しつつ[10]、上顎結節にバイコルチカルな支持を求めたい場合[11]などでは、ドリルする方向の顎骨断面を見ることができないため診断に多少とも不安を感じる。

そこで、インプラントを中心とした断面で画像を再構成し（図1）、さらにそのインプラント断面が回転できるプログラムを開発した（図2）。回転する断面上でインプラントの移動ができるため、隣在歯根との接触を回避したり、また上顎結節など複雑でかつ均等な骨幅を考慮すべき傾斜埋入では特に有効である。

また、インプラント断面上でCTから出力されるハンスフィールドユニット（CT値）が表現できるため、インプラント方向すなわちドリリング時の骨の硬さを事前に把握できる有益な骨質診断にもつながる（図3）。

2. クリアな三次元画像（模型の合成）

クラウンに用いられる金、銀、パラジウムなどの金属は原子番号が大きく、X線が透過しにくい。そのためCTにおいて連立方程式の解が求まらず、結果としてCT画像の乱れた現象「いわゆる金属アーティファクト」が生じる（図4）。そこで筆者らは、三次元画像内の金属アーティファクトを除去する工夫[4,12]を応用した。印象採得された研究用模型を工業用μCTによってデジタル化し、顎骨CTデータに模型データを置換／合成することでクリアな三次元画像が表現できた（図5）。さらにワックスのようにはできないが、拡大・縮小・移動のできる歯冠形態をコンピュータ上で診断用に配置できるようにした（図6：バーチャルワックスアップ機能）。

以上、義歯作製を想定した場合、人工歯排列の試適が必要のない少数歯欠損症例などでは顎骨CTデータに研究用模型を合成することが診断の目安として、また患者さんのインフォームド・コンセント用ツールとして非常に有効となる。

3. CTテンプレートの合成

一方、義歯作製時に人工歯排列の試適が必要な欠損症例では、残存する歯が比較的少なくなるため金属アーティファクトを除去するよりも、CTテンプレートの外形を三次元画像上に表現する方が有効な診断につながる。

すなわち、研究用模型の代わりにCTテンプレートをデジタル化し顎骨CT画像上に合成することで、欠

図1 インプラントの診断に有効な2つの断面。咬合平面に垂直な歯列弓断面（緑色）と、インプラント体に沿った断面（マゼンタ色）。

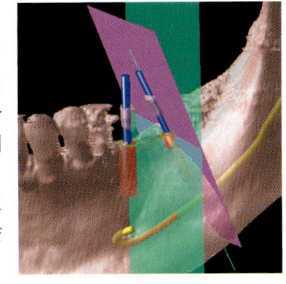

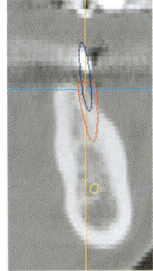

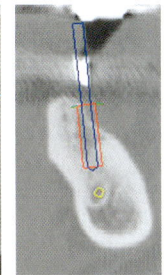

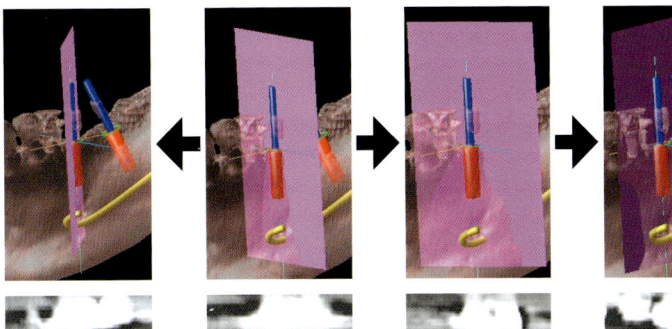

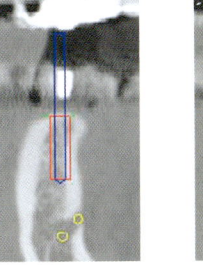

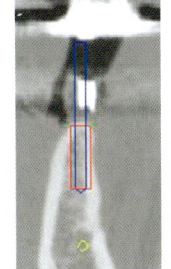

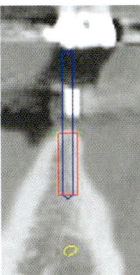

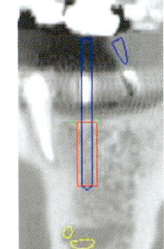

図2 回転するインプラント断面。臨在歯根との接触が回避できる。

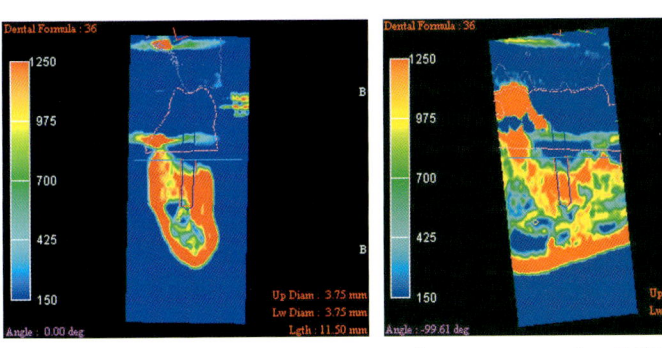

図3 インプラント断面に表現されるCT値。ドリリング時の骨質診断ができる。

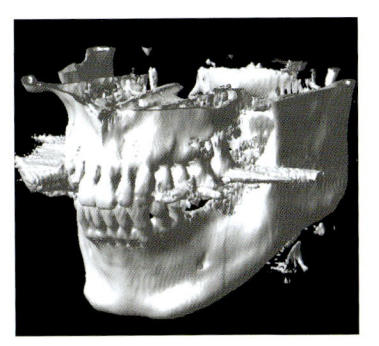

図4 クラウンなどによって生じた金属アーティファクトを持つ3D画像。

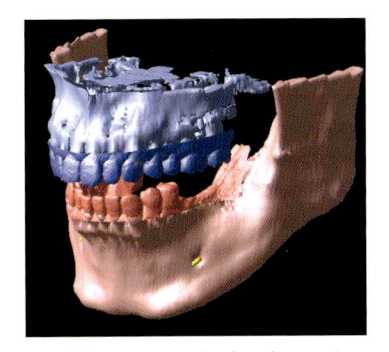

図5 模型データを重ね合わせた図4と同じ三次元画像。金属アーティファクトの除去により、患者説明用として有効である。

会員発表より

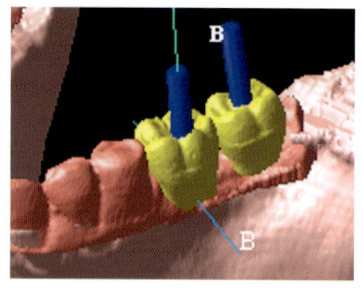

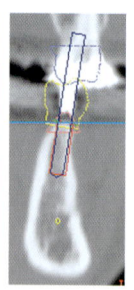

図6-a 図6-b

図6-a、b　バーチャルワックスアップ機能。患者説明用や大まかな空間把握に利用し、診断は図6-bの二次元画像で行う。

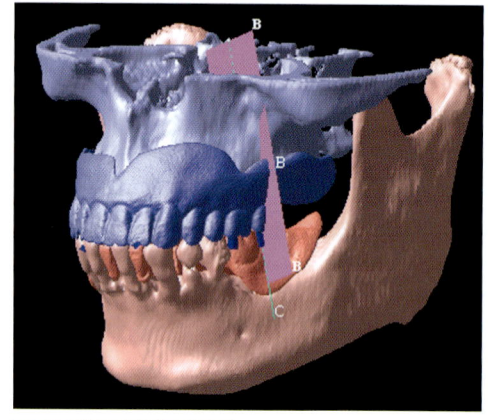

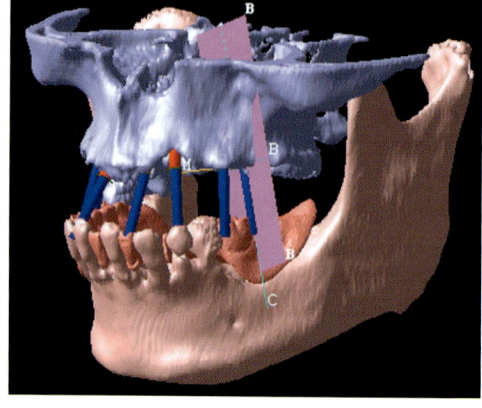

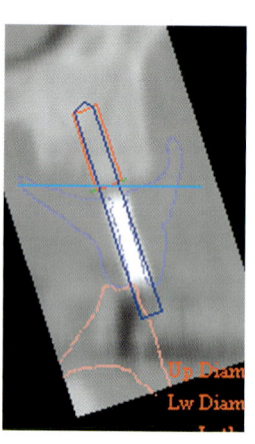

図7-a 図7-b 図7-c

図7-a〜c　多数歯欠損などでは顎骨の上にCTテンプレートの乗った三次元画像が有効となる。診断は二次元のインプラント断面などにおいてテンプレートの外形ラインを見ながら行う。

損部にCTテンプレートの乗った三次元画像が診断の助けとなる（図7）。

4. 空間座標の修正

CT撮影時に不十分な設定により咬合平面が大きくずれたり、また誤って頭が左右に傾いたりした場合には、傾いた顎位／頭位のままの空間が採用されてしまう。しかし、本システムでは、撮影時の頭位にかかわらずμCTで撮影される模型の咬合平面を空間の基準とするため、空間座標を修正するフローが構築できた。

もちろん、CT撮影時に咬合平面が傾くと金属アーティファクトが顎骨に影響する可能性は避けられないため、できるかぎりX線の放射方向と咬合平面を考慮した顎位で撮影すべきことはこれまでと変わりはない。

5. CAD/CAM手術用テンプレート

シミュレーションだけで終わったのでは、手術時に不安が残る。そこで、シミュレーションの結果を、工業用技術であるCAD/CAMによる手術用テンプレートの作製[6]を試みた。あらかじめ床用アクリルレジンをブロック状に準備し、シミュレーションに応じて5軸ミリングマシンの切削加工によってインプラントの埋入の起始点とドリルの方向を反映した手術用テンプレートを作製した（図8）。

ただし、世界最小でも0.5mmという医科用CTの精度の問題や、模型のアンダーカットの切削加工に多少の限界があるため、一部リアルな技工操作を加えている。

6. オーダーマーキングドリル

ドリルする際、深さにおいても「どこまで穴をあけたか？」とドキドキしながら目盛りを読むことが多い。

そこで、ドリルのマーキングにおいてもシミュレーションを反映させて、one by oneでラインを付与したディスポーザブルドリルを作製した（図9）。

7. 技術以外のチャレンジ

楽天などのネット販売には及ばないが、今回のシステムではネットによる受発注システムを構築した。

また、シミュレーションをしていただく前に下顎管の仮抽出やインプラントの仮置きを行い先生方の診断の労力軽減をお手伝いしたり、ホームページ上ではCT撮影病院の情報を無料公開したり、無料でダウンロ

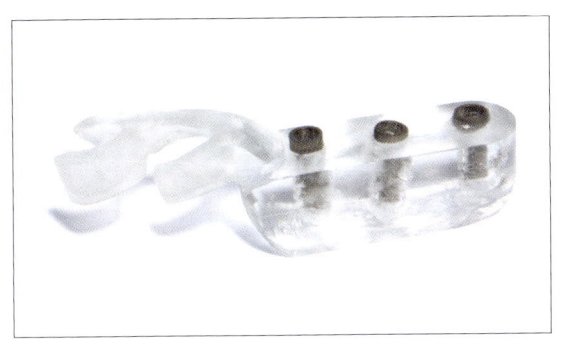

図8　CAD/CAMによる手術用テンプレート（iCATサージカルガイド）。

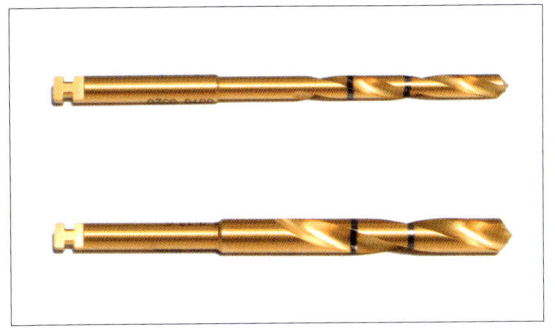

図9　シミュレーションに応じたラインが付与されたドリル（iCATサージカルドリル）。金色はレーザーマーキングの認識性をあげるためにTiNコーティングを施している。

ードできるサンプル版のデモソフトをホームページ上に掲載したりしている。

さらに、純国産・完全自社製作ならではの導入しやすい価格や料金プランの設定を試みたり、実費だけで体験可能な「1症例お試し」をしてみたり、大学発ベンチャーではあるものの歯科医師としての発想から技術以外のチャレンジも試みている。

おわりに

本システムは老舗の海外製品と比較すると、まだまだ及ばないところもある。しかしながら、このようなシステムが数多く世に出ることは、ユーザーである歯科医師の先生方だけでなく、治療を受ける患者さんにとっても良質なインプラント治療の普及、拡大につながるはずである。

最後に、ちょっと臭いが筆者は日本の研究、技術、物づくりは捨てたものではないと思っている。そのため、日本だけでなく日本の技術力が世界の舞台へ出ていくことで、全世界の患者さんに対して故 河邊清治先生の唱えておられた「口福」の広がりを目指したい。

参考文献

1. 日経BP（2004/8/27）http://bizns.nikkeibp.co.jp/cgi-bin/search/wcs-bun.cgi?ID＝328208＆FORM＝biztechnews
2. 日経ネットBizPlus（2004/9/27）http://bizplus.nikkei.co.jp/genre/soumu/rensai/index.cfm?i＝s_nrichizai02
3. Maeda Y, Minoura M, et al.. A CAD/CAM System for Removable Denture. Part I: Fabrication of Complete Dentures. International Journal of Prosthodontics. 1994; 7(1): 17-21.
4. Okumura. H, Tsutsumi. S, et al.. CAD/CAM Fabrication of Occlusal Splints for Orthognathic Surgery. Journal of Clinical Orthodontics. 1999; 33(4): 231-235.
5. 十河基文、前田芳信ほか．インプラント手術ナビゲーションシステムの開発─システムの概要と経過報告─：第32回日本口腔インプラント学会総会・学術大会抄録集．2002；72．
6. 十河基文、前田芳信　ほか．埋入シミュレーションを反映したCAD/CAM外科用テンプレートの作製、第35回日本口腔インプラント学会総会・学術大会抄録集．2005；94．
7. 岡村公司、大澤秀一ほか．大学発ベンチャーのインキュベーションが全国に急展開：大和総研＞リサーチ＞新規産業調査（http://www.dir.co.jp/research/report/venture/05072202venture.html）2005/07/22．
8. 岡村公司、大澤秀一他．大学技術の事業化と知的財産戦略、大和総研＞リサーチ＞新規産業調査（http://www.dir.co.jp/research/report/venture/03120102venture.html）2003/12/01．
9. Krelkmanov. L, Kahn. B, Rangert. B, et al.; Tilting of Postenor Mandibular and Maxillary and Maxillary Implants for Improved Prothesis Support. JOMI 2000; 15(3): 405-414.
10. 古賀剛人．科学的な根拠から学ぶインプラント外科学　応用編．東京：クインテッセンス出版，2004：43．
11. 古賀剛人．科学的な根拠から学ぶインプラント外科学　ベーシック編．東京：クインテッセンス出版，2003：69-70．
12. Nishii.Y, Nojima.K, Takane.Y, Isshiki.Y, Integration of the maxillofacial three-dimensional CT image and the three-dimensional dental surface image. Orthod. Waves. 1998; 57(3): 189-194.
13. http://www.icatcorp.jp/ct_hospital/protocol.pdf

会員発表

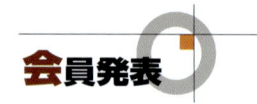

裂開症例における抜歯後即時埋入インプラント

林　揚春

優ビル歯科医院

はじめに

　抜歯後即時埋入インプラントは、抜歯後、歯肉弁の治癒を待ってからのインプラント処置に比べて、少ない外科的侵襲と手術回数の減少、治療期間の短縮、歯肉縁形態や歯間乳頭の保存など、多くの利点を有している[1,2]。

　従来の抜歯後即時埋入は、抜歯窩の径に合わせたワイド径のインプラントが選択されていたが、術後に唇側歯槽骨板の吸収による歯肉退縮が起こりやすいため[3]、最近では、レギュラー径のインプラントを用いた口蓋側寄りの低位埋入に変わりつつある。

　本稿では、従来、抜歯後即時埋入では、適応除外とされていた裂開症例に、早期の骨結合が可能なHAコーテッドインプラントを用いて、抜歯後即時埋入を行った症例（症例1、2）を供覧し、その有効性について考察する。

症例1

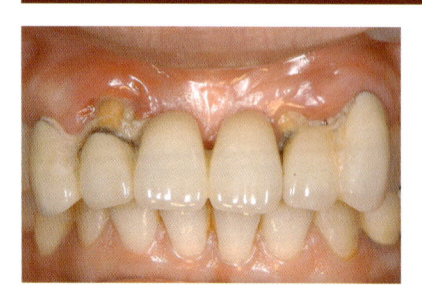

症例1-a　38歳、女性。主訴：前歯部の動揺および歯肉腫脹。全身既往歴：特記すべき事項はなし。術前。前歯6歯のブリッジの支台歯の動揺、および左右側切歯の歯根破折による歯肉退縮が認められる。

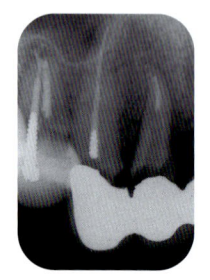

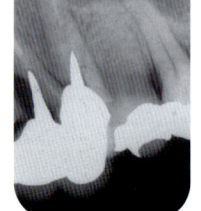

症例1-b、c　術前X線写真。左右側切歯、左側犬歯に歯根破折が認められる。

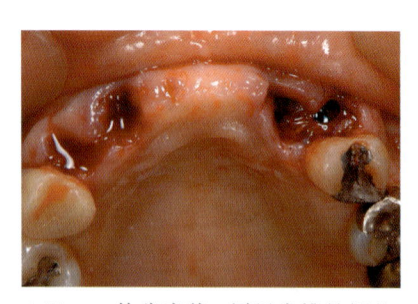

症例1-d　抜歯直後。唇側歯槽骨板を壊さないように抜歯し、抜歯窩内の肉芽を十分に掻爬した。両側側切歯部の唇側歯槽骨板は裂開を呈していた。

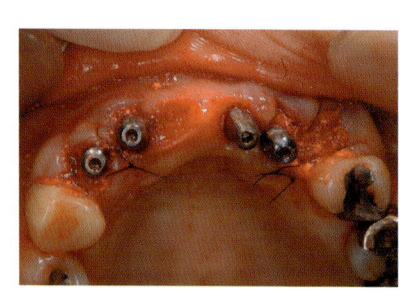

症例1-e　フラップレスによるインプラント植立。右上犬歯および左右側切歯には、抜歯後即時埋入、左側中切歯部には、フラップレスでの即時埋入を行った。唇側歯槽骨板の吸収を考慮して、口蓋側寄りに植立した。

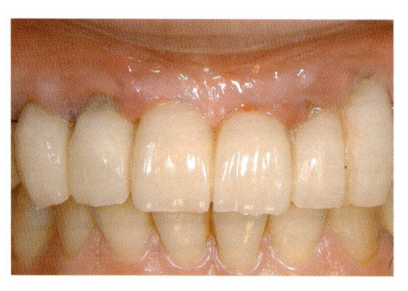

症例1-f　術後1週。歯肉の腫脹、疼痛は認められなかった。プロビジョナルレストレーションの歯肉縁下形態をレスカントゥアにすることにより退縮部の歯肉縁のクリーピングが認められる。

裂開症例における抜歯後即時埋入インプラント

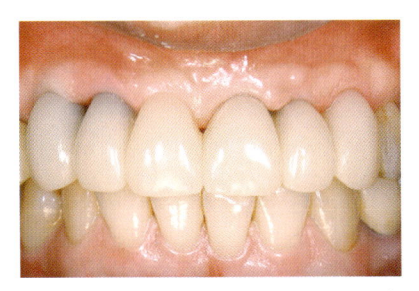

症例1-g　術後12週。すべてのインプラントは、強固なインテグレーションが得られ、再度、最終補綴物を想定したプロビジョナルレストレーションを装着し、歯肉の成熟を待った。

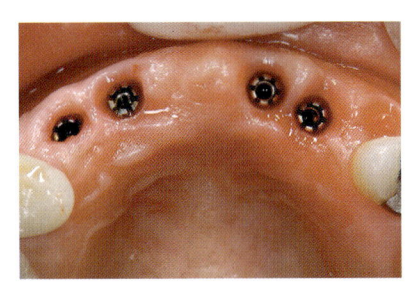

症例1-h　アバットメント除去時。口蓋側寄り低位埋入により唇側歯肉の厚みは十分に得られた。

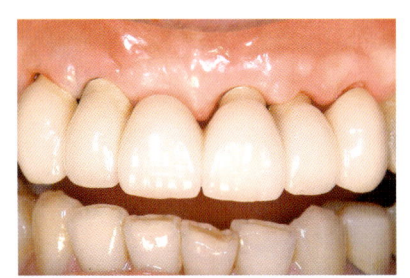

症例1-i　最終補綴物装着時。最終補綴物の唇側歯肉縁下のカントゥアをレスカントゥアにすることにより、唇側歯肉の厚みが十分に得られ、予知性のある歯肉縁形態が再現できた。

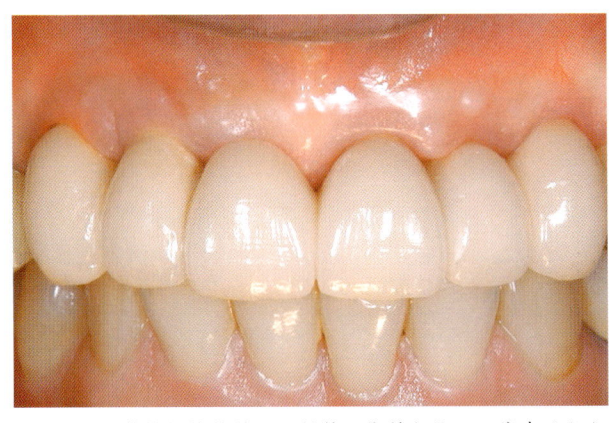

症例1-j　最終補綴物装着6ヵ月後。術前と比べ、歯肉はさらにクリーピングし、短期間で連続性のある歯肉縁形態が再現された。

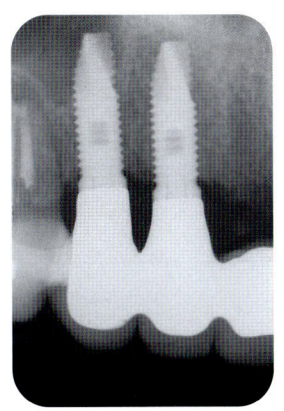

| 症例1-k | 症例1-l |

症例1-k、l　装着6ヵ月後のX線写真。術後の骨吸収は認められない。

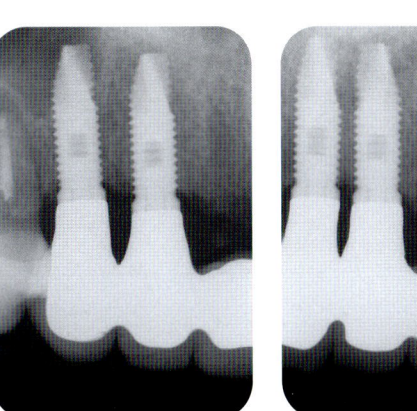

症例2

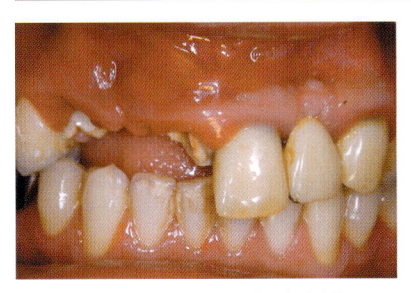

症例2-a　38歳、男性。歯牙破折による歯肉膿瘍。主訴：前歯部ブリッジの脱落。特記事項なし。術前唇側面観。歯根破折によるブリッジ脱離。唇側歯肉は腫脹していた。ただちに切開排膿、抗菌剤の投与を行った。

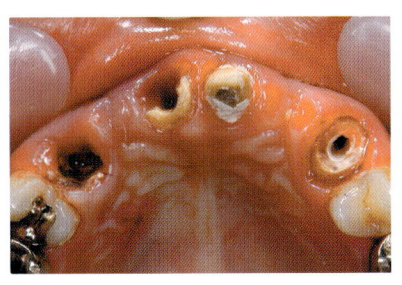

症例2-b　術前咬合面観。左側の不良補綴物を除去後、右側歯根破折部除去後。破折歯の唇側歯槽骨は吸収を起こし、裂開を呈していた。

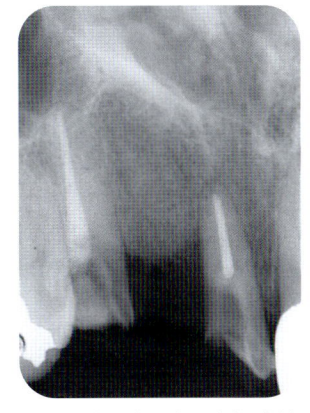

症例2-c　術前X線写真。歯根破折のために、唇側歯槽骨板は裂開を呈している。

47

会員発表より

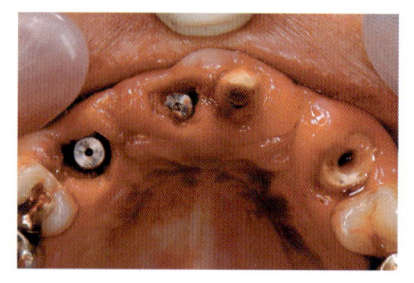

症例2-d　インプラント植立。裂開部の近遠心的距離と欠損部の奥行きが同距離になるように口蓋側寄りに埋入トルク値35Ncmで埋入したが、十分な初期固定は得られなかった。

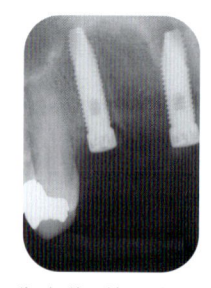

症例2-e　術直後X線写真。埋入深度は、生物学的幅径と抜歯後の垂直的骨吸収を考慮して、唇側歯肉縁から4mm下方にインプラントヘッドが位置するように埋入した。

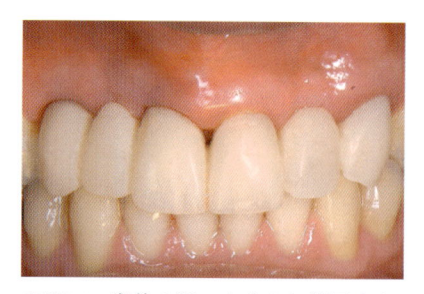

症例2-f　術後2週。十分な初期固定が取れなかったため天然歯と接着性レジンで固定した。インプラント埋入部位は、歯肉縁形態を保存するために基底面をオベイトポンティックで仕上げた。

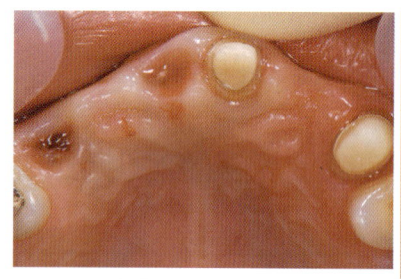

症例2-g　術後4週、咬合面観。プロビジョナルレストレーション除去時、インプラント埋入部は自然閉鎖し、唇側骨板は吸収を起こしているため、顎堤の平坦化が認められる。しかし、インプラントを口蓋側寄りに低位埋入にすることで、インプラント部歯肉縁の退縮は防止できる。

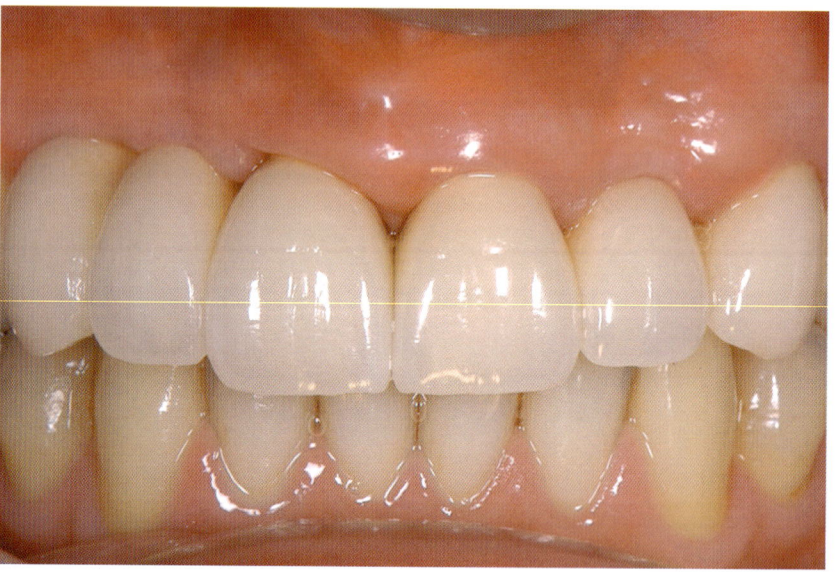

症例2-h　最終補綴物装着。術後8週から早期荷重を与え、歯肉の成熟を待って、16週目に最終補綴物を装着した。歯肉縁の連続性は保たれ、術前の唇側歯槽骨が裂開していたのにもかかわらず、唇側歯肉縁の退縮は認められない。

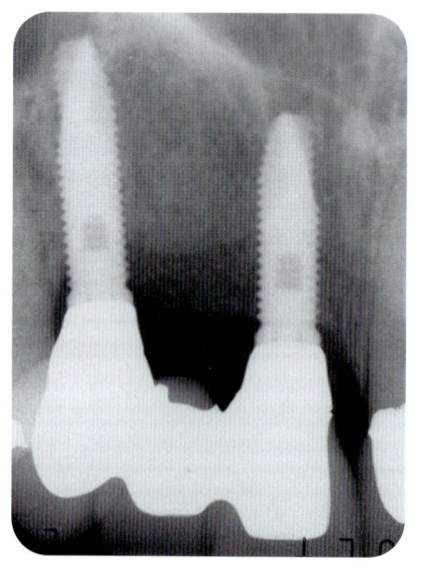

症例2-i　最終補綴物装着後のX線写真。インプラント周囲の骨吸収は認められない。

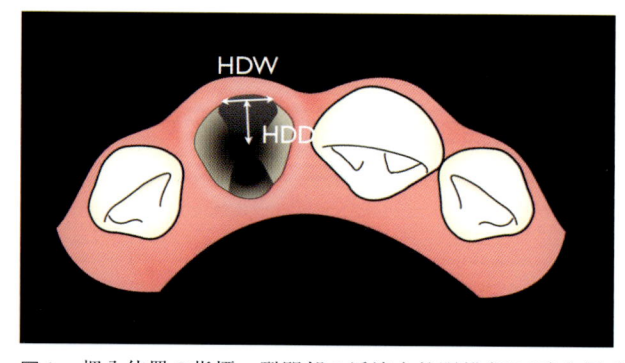

図1　埋入位置の指標。裂開部の近遠心的距離（HDW）と唇舌的奥行き（HDD）が同距離の三壁性の骨欠損になるように、インプラントの埋入位置を決定する。

解説

1. 抜歯待時インプラント、GBR法併用抜歯後即時インプラントの問題点

従来、このような破折歯にインプラントを埋入する場合、抜歯後、歯肉弁が治癒してから行う抜歯待時インプラント[4]、そして抜歯と同時のGBR法併用抜歯後即時インプラントが、一般的な方法である。

抜歯待時インプラントの問題点として、歯肉移植、結合組織移植やGBR法などの処置が必要となる場合が多いこと、抜歯により歯肉縁形態が消失し、その後、再構築しなければならないために、手術回数の増加や治療期間が長期に渡ることである。

また、GBR法併用抜歯後即時インプラントを裂開症例に行う場合、GBR法を伴うために、抜歯窩の歯肉弁を閉鎖創にしなければならない。その結果、歯肉弁の歯冠側移動術、側方歯肉弁移動術などが必要となり、付着歯肉の喪失などの合併症、および術後のメンブレンの露出[5]や隣在歯の歯肉退縮[6]などの問題点が多い。また最近では、裂開や開窓症例に行ったGBR法併用抜歯後即時埋入インプラントの5年生存率は、GBR法を伴わない抜歯後即時埋入インプラントより低いという報告[7]や、GBR法併用抜歯後即時インプラント埋入後の5年間の後ろ向き研究では、GBR法を行った部位の骨吸収量が大きかったと報告している[8]。

このような結果から、抜歯後の自然治癒による歯槽骨形態を想定し、抜歯後即時に口蓋側寄りに低位に埋入し、裂開症例が三壁性の骨欠損になるように意図的にインプラントの埋入位置を決定することにより、メンブレンを使用せずにインプラント処置が可能となる。

2. 欠損形態の把握（HDWとHDDの関係）および唇舌的埋入位置の決定

その場合の指標として、欠損部の近遠心的幅（HDW）より奥行き（HDD）の距離が同じか長い位置に埋入した場合、十分なスペースメイキングができるため、メンブレンを使用せずに自然治癒に沿った骨再生ができる[9]（図1）。

3. 近遠心的埋入位置と埋入深度

複数歯の抜歯後即時埋入の場合、抜歯後の唇側歯槽骨板の吸収量は、単独歯に比べて大きいため、原則的に、隣在歯から1.5mm以上離した部位、または吸収が完了した成熟側に埋入したほうが、術後の骨吸収量は少ない。

また、埋入深度においては、従来、アバットメント接合部にマイクロギャップが存在するため、そこに群生する細菌によって第一スレッドまで辺縁歯槽骨の降下現象が起きる[10]。このために、深い埋入位置にすると、術後のインプラント周囲の辺縁歯槽骨の吸収を招くと言われていたが、マイクロギャップは、5μm程度であり、実際には、この程度のギャップでは降下現象は起きない。

降下現象の主な原因は、インプラントクラウンマージン（ICM）の位置が辺縁歯槽骨に近接することにより起きる。ICMのギャップは、30μ～40μmであり、このマクロギャップが辺縁歯槽骨に近接すると、炎症性の降下現象が起きる。特に、前歯部においては、審美性を重要視するあまり、歯肉縁下深くにマージンを設定すると辺縁歯槽骨の吸収が起きやすい。

そのため、インプラントの埋入深度よりもマクロギャップであるインプラントクラウンマージンを辺縁歯槽骨に近接させない配慮が必要である。

4. 初期固定（Primary Stability）と二次固定（Secondary Stability）

複数歯の抜歯即時埋入、即時荷重を行う場合、微小動揺は、オッセオインテグレーションを阻害しないという考えから[11]、メカニカルな初期固定（Primary Stability）が重要となる。そのために十分な初期固定を得るには、なるべく埋入窩を小さくしセルフタップで埋入するなどの配慮が必要である。

単独欠損の場合の即時荷重は、機能させずに安静を保てばよいが、多数歯の場合の次の配慮が必要となる。

メカニカルな初期固定は、時間とともに弱まるが、2週目ぐらいから4週目ぐらいまでに真のインテグレーションである二次固定（Secondary Stability）が達成される[12]。

そのために、即時荷重を行う場合は、初期固定から二次固定に入れ替

わる期間、2～4週の間は、なるべく動揺を抑えるために、金属で裏打ちされた強固なプロビジョナルレストレーションと咬合面形態の縮小や咬頭傾斜の平坦化などの咬合のコントロールが成功を左右する。

おわりに

歯根破折を起した裂開症例に対して、抜歯後、歯肉弁が治癒してからの抜歯待時インプラントで行うのが一般的な方法である。この場合、唇側歯槽骨板は吸収しているため、骨移植やGBR法が必要となり、治療期間が長期に渡り、術後の暫間補綴物の問題など、患者に対して身体的心理的な侵襲が大きかった。

今回、供覧した裂開症例に対して、抜歯後即時埋入を行い、最小の侵襲により短期間で治療を終えることができた。

一般的には、裂開症例に対してGBR法なしの抜歯後即時埋入を行うことは適応ではないと考えられているが、あくまでこの方法は、欠損部の人為的で過大な骨増生が目的ではなく、抜歯後の歯槽骨の自然治癒を想定した埋入位置であること、そして唇側の歯肉縁下形態を変えることによるイリュージョン効果を利用していることを明記しておきたい。

参考文献

1. Kan JY, Rungcharassaeng K, Lozada J. Immediate placement and provisionalization of maxillary anterior single implants : 1-year prospective study. Int J Oral Maxillofac Implants 2003 ; 18(1) : 31-39.
2. Wohrle PS. Single-tooth replacement in the aesthetic zone with immediate provisionalization : fourteen consecutive case reports. Pract Periodontics Aesthet Dent 1998 ; 10(9) : 1107-1114 ; quiz 1116.
3. Small PN, Tarnow DP, Cho SC. Gingival recession around wide-diameter versus standard-diameter implants : a 3- to 5-year longitudinal prospective study. Pract Proced Aesthet Dent 2001 ; 13(2) : 143-146.
4. Buser D, Dula k, Hirt HP, Schenk RK. Lateral ridge augmentation using autografts and barrier membranes : a clinical study with 40 partially edentulous patients. J Oral Maxillofac Surg 1996 ; 54(4) : 420-32 ; discussion 432-433.
5. Gelb DA. Immediate implant surgery : three-year retrospective evaluation of 50 consecutive cases. Int J Oral Maxillofac Implants 1993 ; 8(4) : 388-399.
6. Vanderzee E, Oosterveld P, VanwaasMA. Effect of GBR and fixture installation on gingiva and bone levels at adjacent teeth. Clin Oral Implants Res 2004 ; 15(1) : 62-65
7. Becker W, Dahlin C, Lekholm U, Bergstrom C, van Steenberghe D, Higuchi K, Becker BE. Five-year evaluation of implants placed at extraction and with dehiscences and fenestration defects augmented with ePTFE membranes : results from a prospective multicenter study. Clin Implant Dent Relat Res 1999 ; 1(1) : 27-32.
8. Zitzmann NU, Scharer P, Marinello C. Long-term results of implants treated with guided bone regeneration : a 5-year prospective study. Int J Oral Maxillofac Implants 2001 ; 16(3) : 355-366.
9. 林 揚春、森田耕造.GBR法の適応基準を考える：Using membrane VS Natural healing.インプラントジャーナル 2005 ; 23 : 7-23.
10. Hermann JS, Buser D, Schenk RK, Cochran DL. Crestal bone changes around titanium implants. A histometric evaluation of unloaded non-submerged and submerged implants in the canine mandible. J Periodontol 2000 ; 71(9) : 1412-1424.
11. Szmukler-Moncler S, Piattelli A, Favero GA, Dubruille JH. Considerations preliminary to the application of early and immediate loading protocols in dental implantology. Clin Oral Implants Res 2000 ; 11(1) : 12-25.
12. Raghavendra S, Wood MC, Taylor TD. Early wound healing around endosseous implants : a review of the literature. Int J Oral Maxillofac Implants 2005 May-Jun ; 20(3) : 425-431.

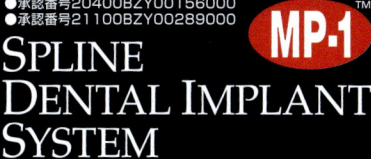

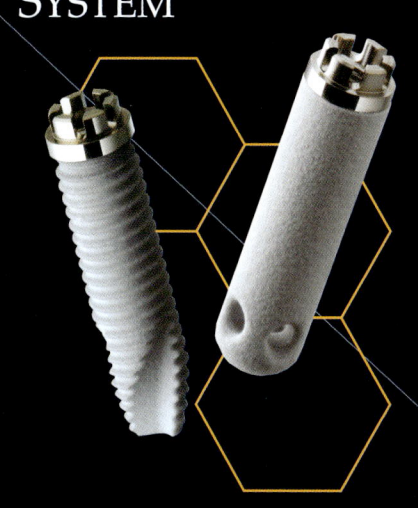

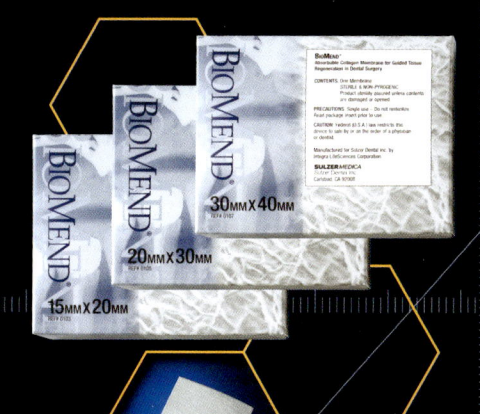

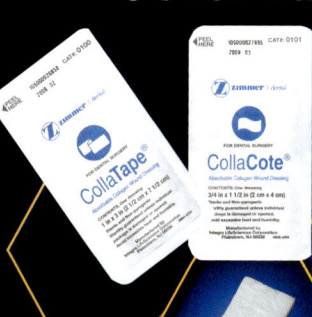

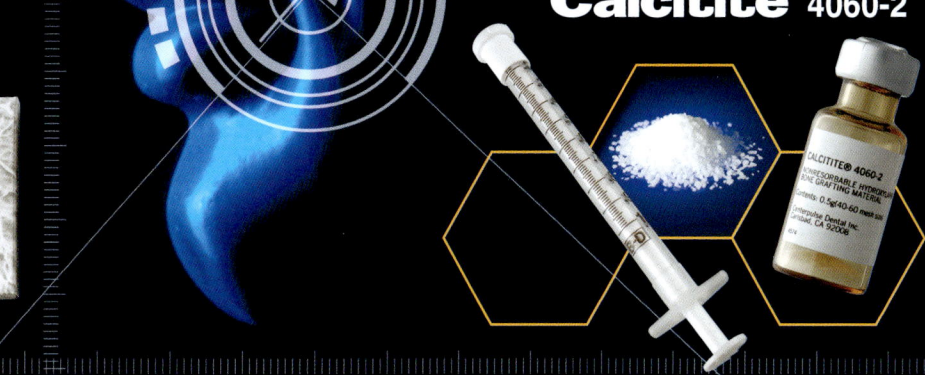

Nobel Biocare World Tour™ 2006

Beautiful Teeth Now™

> ぜひご参加ください

東京 2006年5月19日〜21日

このワールド・ツアーは、世界の17の主要都市にて、3日間にわたって開催されます。

- 国内外の臨床家によるライブ・オペ
- 著名な臨床家によるプレゼンテーションとパネル・ディスカッション
- エキサイティングなフォーカス・セッション
- 実践的なセッションが組み込まれた、プレカンファレンス・プログラム
- C&B&I の画期的な将来ビジョン

この機会をお見逃しなく！

フランクフルト
3月9日〜3月11日

バルティモア
4月1日〜4月3日

サンシティ
4月9日〜4月11日

ムンバイ
4月21日〜4月23日

マルメ
4月26日〜4月28日

フェニックス
5月4日〜5月6日

東京
5月19日〜5月21日

パリ
6月14日〜6月16日

シドニー
8月2日〜8月4日

サンパウロ
8月16日〜8月18日

香港
9月3日〜9月5日

マーストリヒト
9月7日〜9月9日

ロンドン
9月14日〜9月16日

ドレスデン
10月19日〜10月21日

リミニ
10月26日〜10月28日

モントリオール
11月2日〜11月4日

バルセロナ
11月16日〜11月18日

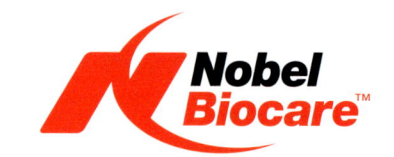

お申し込み： www.nobelbiocare.co.jp

Nobel Biocare™

© Nobel Biocare AB 2006

シンポジウム1

石川知弘

三次正春

補綴主導型インプラント治療のための GBR

GBR for Restoration-driven Implant Therapy

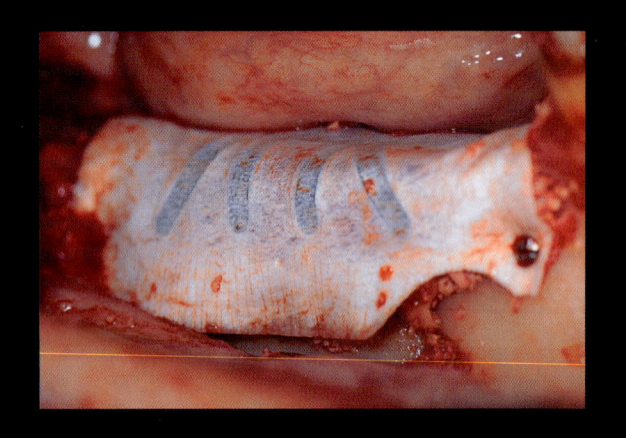

石川知弘
（石川歯科）

Tomohiro Ishikawa
(Ishikawa Dental Clinic)

はじめに

　現在のインプラント治療は補綴主導型インプラント治療（あるいはトップダウントリートメントプランニングともいわれる）が主流となっている。しかし臨床においてこの概念を実践するためには、多くの症例においてインプラント周囲組織のマネージメントが不可欠となる。

　GBRはその特徴により、歯槽骨を増大する手段として一般臨床家が日常臨床において適応頻度が高い有用な術式である。そこで今回は、補綴主導型インプラント治療を成功に導くためのGBRについて、以下の項目に対し考察したい。

1. GBRの特徴
2. GBRのマテリアル選択
3. 補綴主導型インプラント治療

1. GBRの特徴

　GBRの利点および欠点を以下に示す。

利点
・歯槽堤の三次元的な増大が可能
・自家骨以外の骨移植材の併用が可能
・同時にインプラント埋入が可能

欠点
・軟組織のトラブルの可能性
・膜除去手術の必要性
・MGJの移動

　自家骨ブロック移植と異なり粉砕された骨、また移植材を併用することにより、母床となる骨形態に左右されることなく、あるいは移植材を使わなくても歯槽骨を再生することが可能であり、その侵襲も他の術式と比べ低く抑えることができる。そして1回の処置で水平的にも

垂直的なGBRの症例（図1〜5）

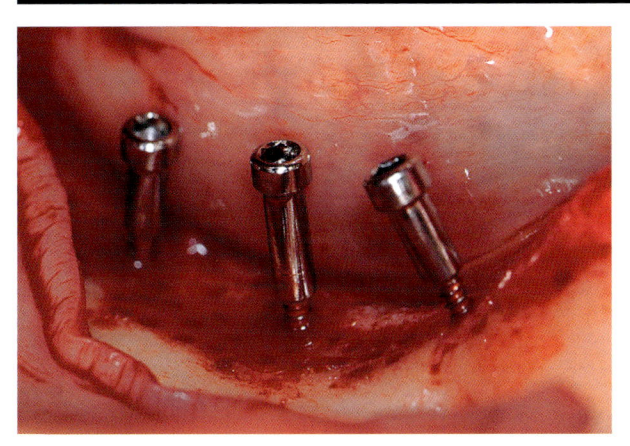

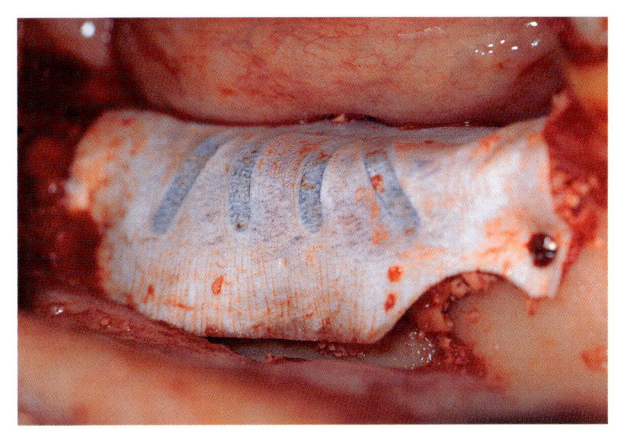

図1-a　図1-b　図1-a、b　患者は56歳、女性。長期間にわたる遊離端義歯の使用により歯槽堤は重度に吸収し、下顎管までの距離は5mm以下である。下顎枝より採取された自家骨と骨移植材の移植とチタン強化型非吸収性膜によりGBRを行った。

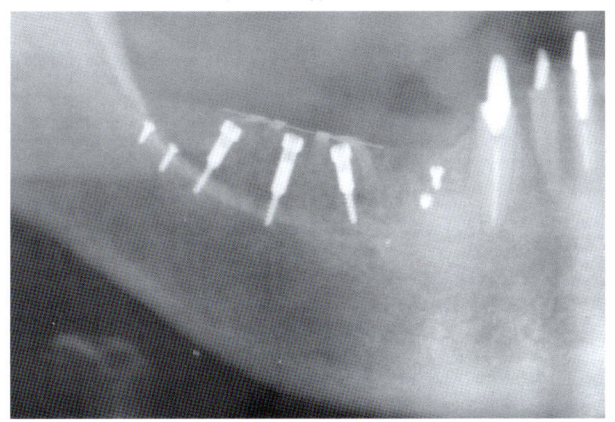

図2　術後のパノラマX線写真。約10mmの増大がなされている。

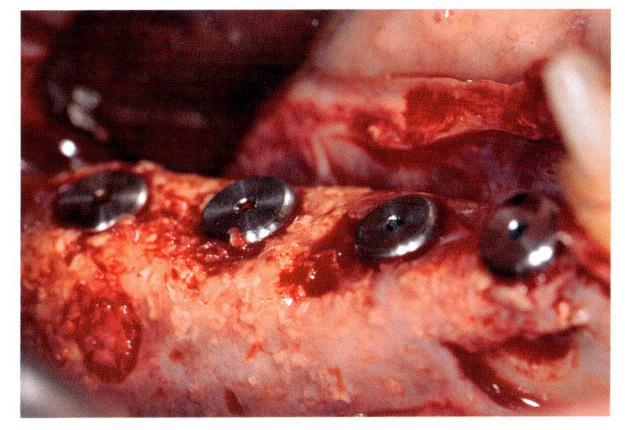

図3　8ヵ月後、4本の3iオッセオタイトインプラントが埋入された。

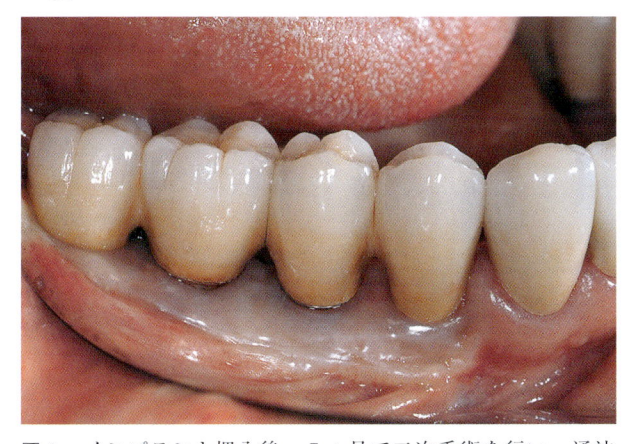

図4　インプラント埋入後、7ヵ月で二次手術を行い、通法に従い上部構造が製作された。

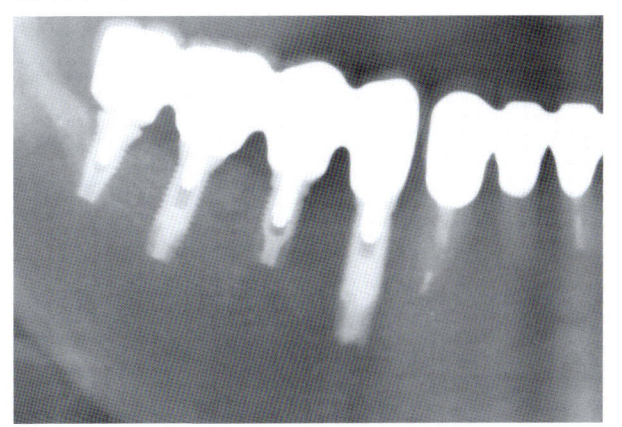

図5　機能開始後1年のパノラマX線写真。歯槽頂の吸収は平均の範囲である。

垂直的にも増大が可能で、水平的には約5.5mm[1]、垂直的には8.5mmまでの増大[2]が報告されている。また、再生された骨は既存の骨と同様にインプラントを支持することが報告されている[3]。

GBRは比較的低侵襲で三次元的な増大が可能で臨床では有効性が高い（図1〜5）。しかし、バリア膜を使用するためフラップに対する血液供給が遮断され、軟組織のトラブルが生じるリスクがある。これを回避するには、

骨の内側に向けて増大を行った症例（図6〜8）

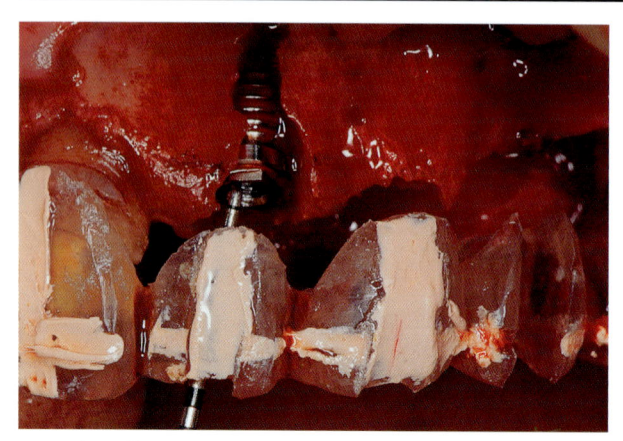

図6 |2 に抜歯後即時でインプラント埋入を行った。多くのスレッドが露出しているがその外側には一部骨壁が存在し増大はその内側に限定される。

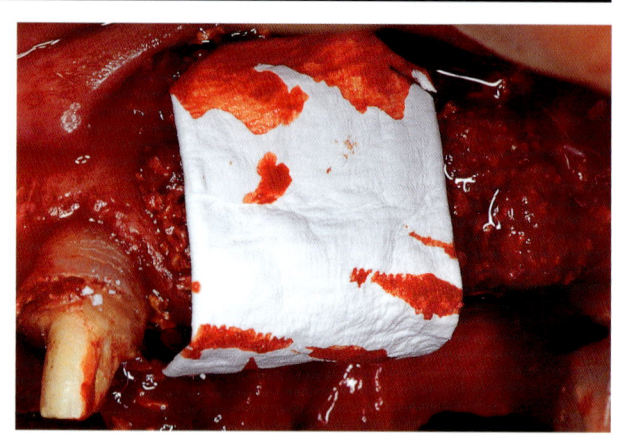

図7 骨移植材と吸収性コラーゲン膜が使用された。

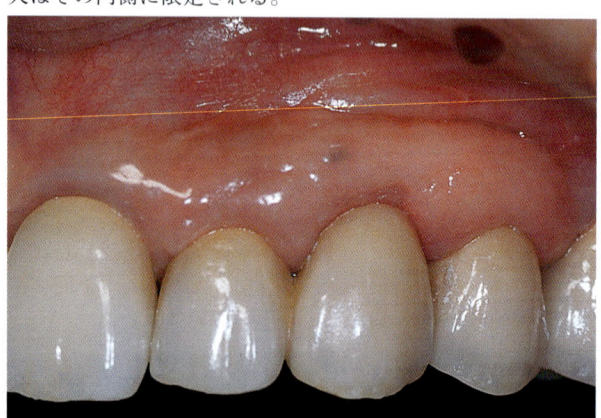

図8-a 最終補綴後3年の状態。|2 4 がインプラント。

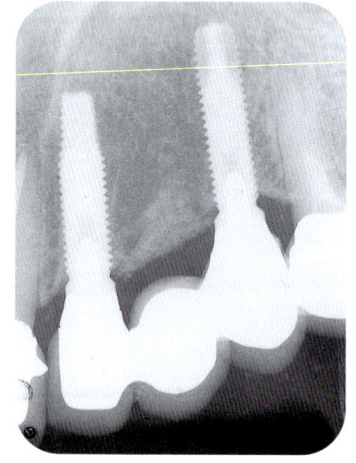

図8-b 同術後デンタルX線写真。

①〜⑤などの術式の基本を遵守しさらにリスクを最小にし、効果を最大にするためには目的に応じてマテリアルを使い分ける必要がある。
①バリア膜に対し十分な大きさのフラップを形成
②膜の固定
③十分な減張切開
④適切な縫合
⑤綿密な術後管理

2. GBRのマテリアル選択

1．膜の種類

吸収性膜の材質は、合成材料ではPLA／PGA、生体材料ではブタ、ウシのコラーゲン、ヒト結合組織が挙げられる。作用期間は6週程度のものと6ヵ月機能するものがある。非吸収性膜の材質はe-PTFEであり、チタン補強フレームの有無によって分類される。

①吸収性膜の特徴

吸収性膜は除去の必要がなく、露出の危険性が低い。また、露出が起きても感染しにくい。さらに、固定の必要がなく操作性が高い。しかし、作用期間が6〜8週と不十分なものが多く、物理的強度が低くスペースを維持する能力に欠ける。近年作用期間を延長したものが開発され、応用範囲が広がりつつある。

②非吸収性膜の特徴

除去するまでバリア機能を有し、チタンフレーム強化型のものは、より正確な形態に調整できる。主として、外向性の増大に応用されるが、吸収性膜に比較し、露出すると感染する危険性が高い（図6〜8）。

骨の外側に向けて増大を行った症例（図9〜15）

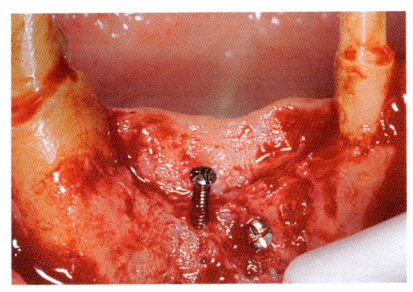

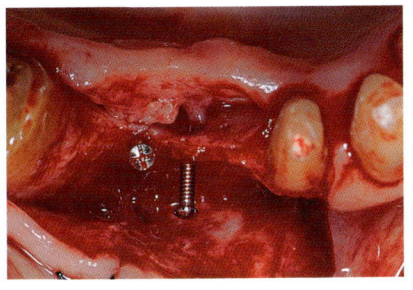

図9 ｜ 図10　図9、10　歯槽堤が垂直的・水平的に吸収している。必要な高さと幅が得られるようにスクリューが固定されている。

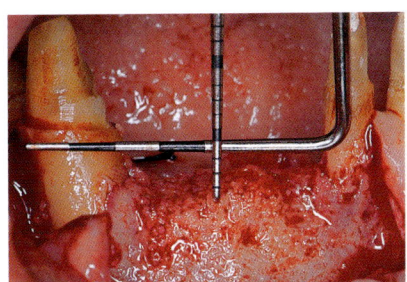

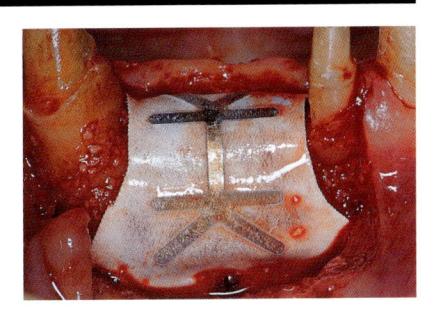

図11　チタンフレーム強化型非吸収性膜が固定された状態。

図12 ｜ 図13

図12　6ヵ月後歯槽堤が三次元的に増大されていることが確認された。

図13　インプラントが理想的な位置に埋入された。

図14　最終補綴物装着後4年の状態。

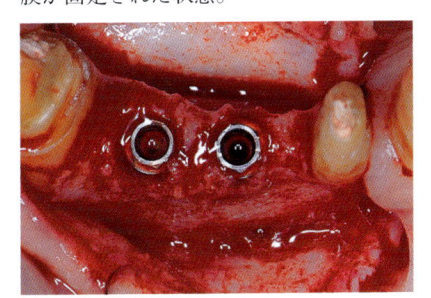

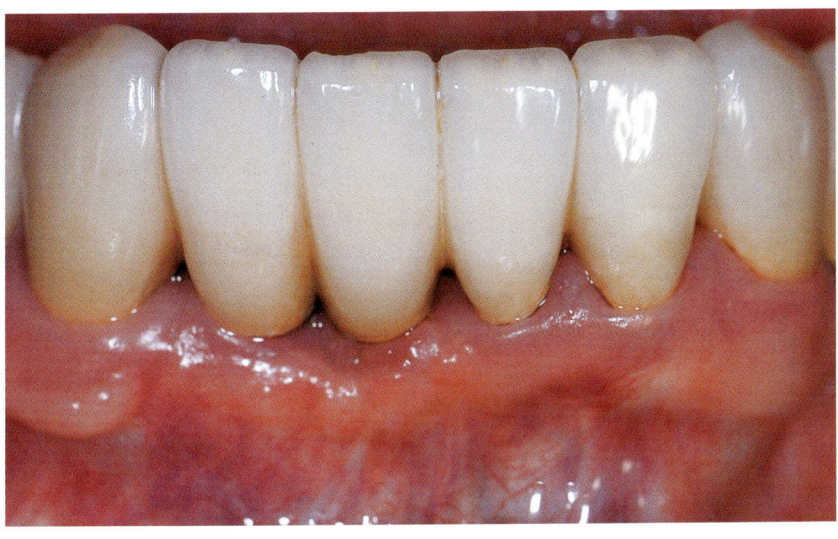

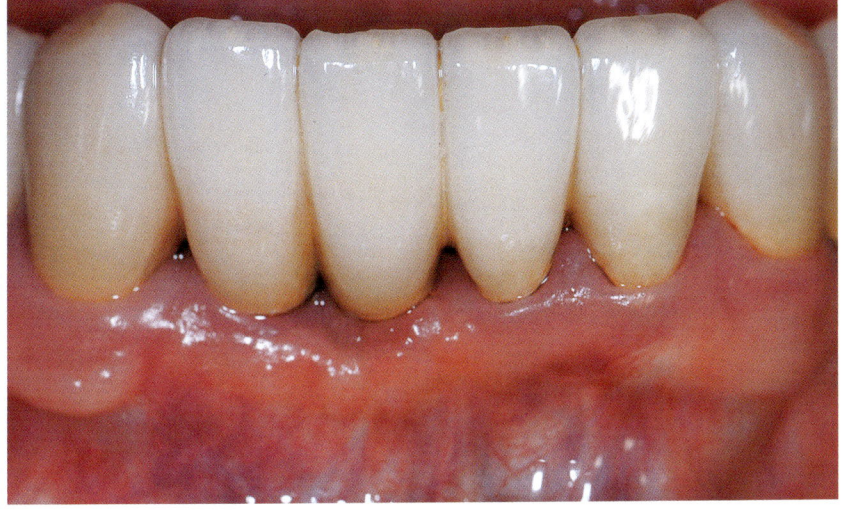

図15　術後のデンタルX線写真。

2. 骨移植材

　骨移植材には、その材質として自家骨、他家骨、異種骨、人工骨がある。その形状はブロック状、粒子状が挙げられる。自家骨がゴールドスタンダードであることに疑いの余地はないが、術後の形態安定性という点においては完璧ではない[4,5]。

3. 膜の選択

　膜の選択は骨欠損の形態に依存する。抜歯窩でインプラントが骨壁に囲まれていて骨壁とインプラント間の距離が1.5mm以下であるなど一定の条件を満たせば特別な再生処置を行わなくてもインプラントは良好にオッセオインテグレーションを起こす[6]。しかし、骨の壁が少なくなると骨移植材だけでは十分な目的を達成できない[7]。したがって、症例に示すように一部骨壁が失われているが、骨の内側に向けて再生を行う場合、あるいはインプラントの露出が軽度（インプラント径の半分以下）であれば骨移植と吸収性膜で対応可能であると考えている。骨の外側に向けて増大する場合は非吸収性膜、あるいは長期間機能する吸収性膜を使用する必要がある（図9〜15）。

部位によって異なる治療目標（図16〜19）

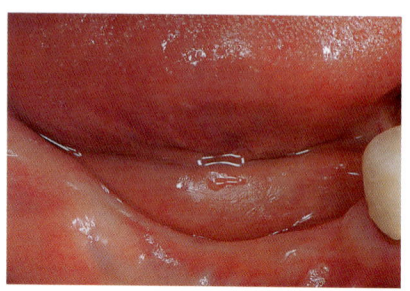

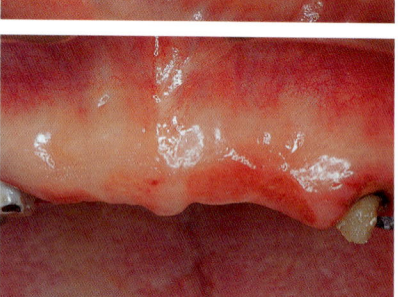

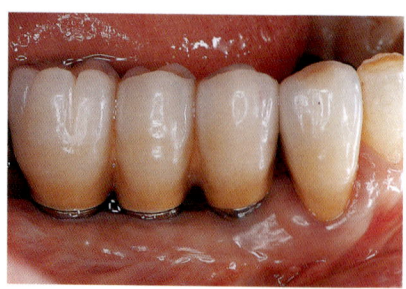

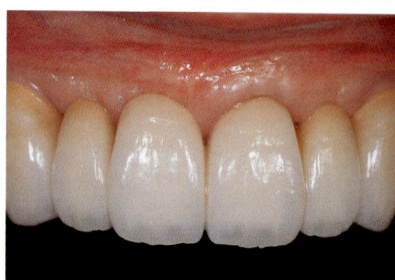

図16　図17

図16　下顎臼歯部。654部に水平的垂直的な骨量と角化歯肉の不足を伴う欠損。
図17　歯槽形態が平坦で適切な鼓型空隙と十分な角化歯肉が獲得されている。

図18　図19

図18、19　上顎前歯部。58歳女性。許容される歯冠形態の周囲に良好な軟組織形態が獲得されている。

術前の状態によって異なるゴール設定（図20〜27）

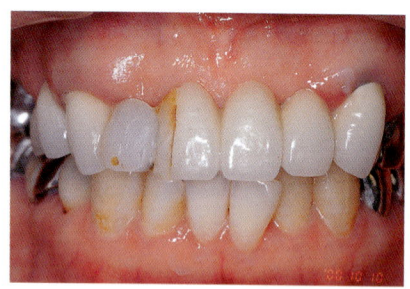

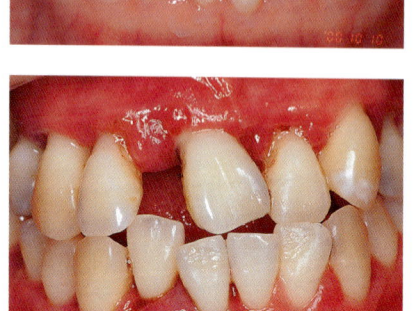

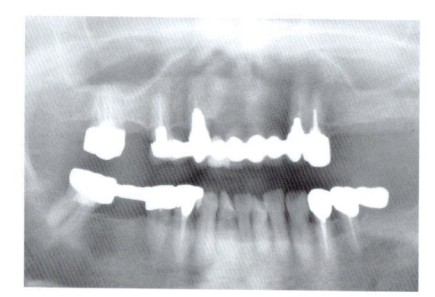

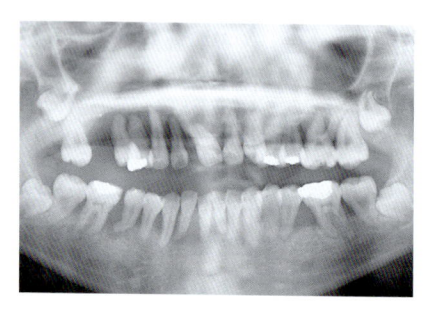

図20-a　図20-b

図20-a、b　58歳女性。骨幅は不足しているが十分な高さが認められている。

図21-a　図20-b

図21-a、b　19歳女性。急速に大量の歯周支持組織を喪失した。歯槽骨形態は複雑に吸収している。

3. 補綴主導型インプラント治療

　補綴主導型インプラント治療は、インプラントを埋入前に最終補綴をイメージしそれを実現するように治療をすすめることを意味するが、治療目標は部位によって変化すると考える。下顎臼歯部では、清掃性が優先されるために、適切な鼓型空隙とインプラント周囲角化歯肉の獲得が目標となるがこれはインプラントの位置が適切でなければ達成困難である。前歯部では審美性を獲得しなければならないため、自然な歯冠形態と歯間乳頭を再現することが目標である（図16〜19）。

　また、術前の状態によってもゴールの設定は異なる。たとえば図20に示すように58歳で十分な骨の高さを維持している症例と、図21のように19歳で多くの歯牙と多量の歯周支持組織を失いつつある症例では、術者として考慮すべき点は異なってしかるべきである。

　患者にとって機能回復、審美性の獲得、歯牙の保存に対する優先順位はどうか、それに対する、費用、期間、

図22 垂直的な要素を含む骨欠損を認める。
図23 骨移植を併用したチタン強化膜によるGBRにより、骨の平坦化が図られた。

図24 右下2から左下1にかけて、垂直的な骨欠損を認める隣在歯にも付着の喪失がある。EMDと骨移植材、吸収性コラーゲン膜を使用し隣在歯には再生療法、欠損部歯槽堤には抜歯即時にGBRが行われた。
図25 歯周組織の再生と歯槽堤の垂直的増大が達成された。

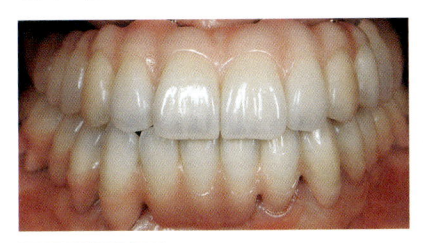

図26-a、b 最終補綴終了後の状態。審美性は補綴的に解決され、補綴物周囲には十分な角化歯肉が獲得されている。

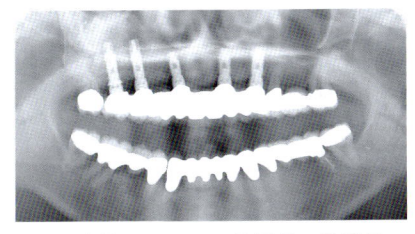

図27 術後パノラマX線写真。歯槽骨の平坦化が達成されているのが確認される。

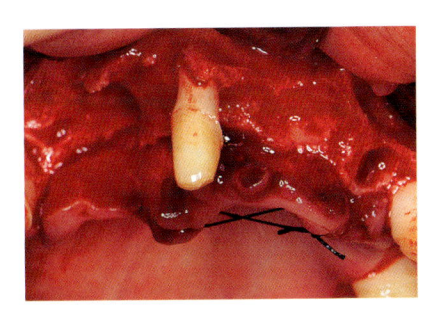

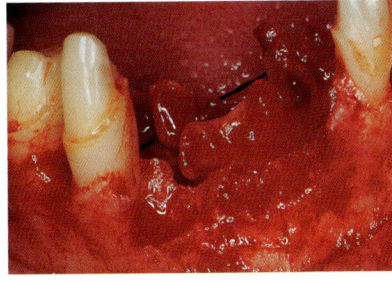

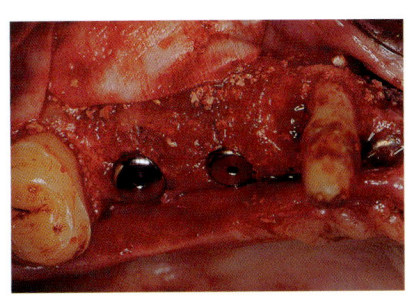

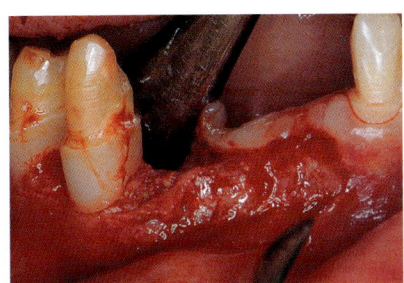

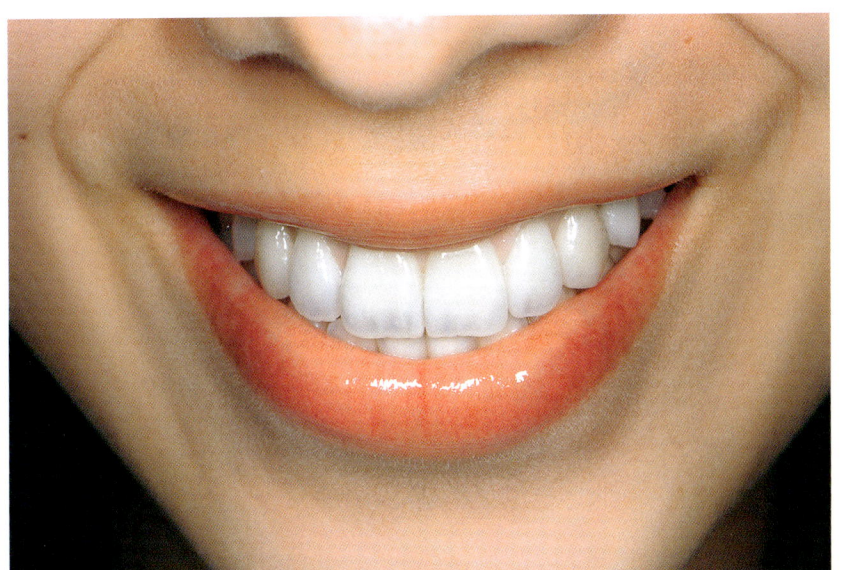

手術侵襲が妥当であるか。

　また術者にとって、なにを最優先すべきか、それが可能であるかが検討され治療方針が決定される。図20ではインプラント治療によって審美性を獲得し、維持していける可能性が高く、患者も審美性の獲得に対し意欲てきであれば典型的な補綴主導型インプラント治療の症例となるであろう。

　しかし、図21の症例においては、歯周病のコントロールが優先され、インプラント治療においては審美性よりも清掃性の獲得を優先した計画が立案されるべきである。たとえ、患者が審美性に対し高い要求をもっていても、理解を求める努力が必要となる。図22～27に治療経過を示す。

　このように補綴主導型インプラント治療といっても現実の臨床は単純ではなく、各症例ごとに目標設定が異なる。したがって、歯槽堤増大の目的も機能回復がメインであるか審美性獲得がメインであるかによって目標となる歯槽骨形態も変化する。

GBRにより審美性を獲得した症例（図28〜33）

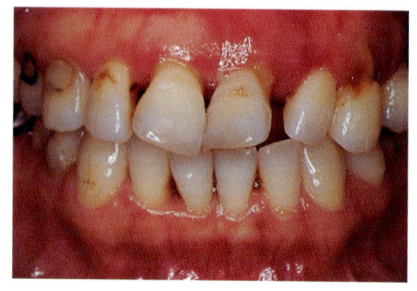

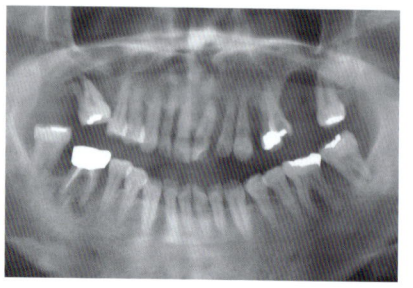

図28-a｜図28-b｜図28-c　図28-a〜c　50歳、女性。上顎の歯槽骨が重度に吸収している。

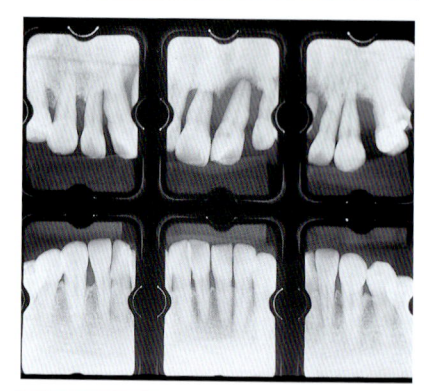

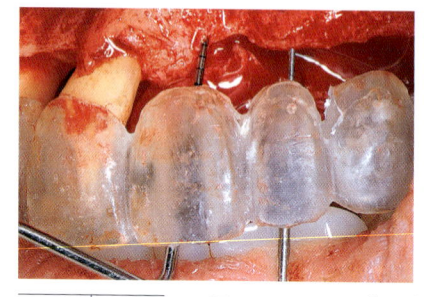

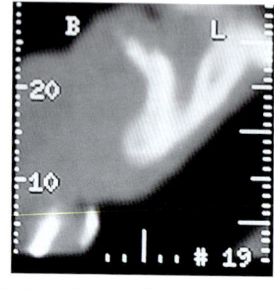

図29-a｜図29-b　図29-a、b　GBR前の歯槽骨形態。1｜はインプラント埋入が不可能な状態であり、隣接面において歯間乳頭を支持する歯槽骨形態ではないことがわかる。

図30　チタン強化型非吸収性膜と骨移植材、少量の自家骨によりGBRした。

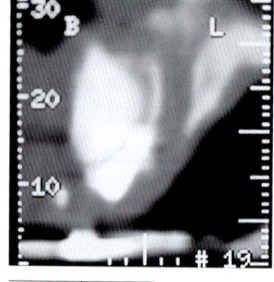

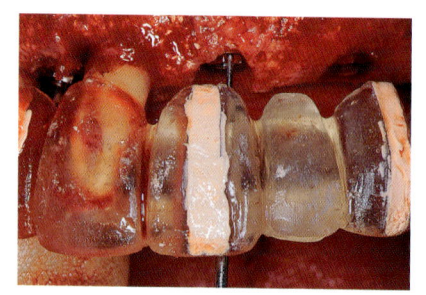

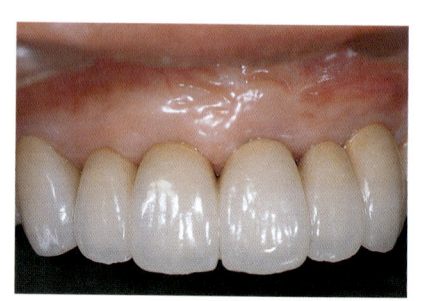

図31-a｜図31-b　図31-a、b　GBR後の状態インプラント埋入が可能になり、隣接面において歯間乳頭を支える歯槽骨形態が獲得されている。

図32　術後2年の正面観術直後と比較し、ほとんど歯槽堤の形態変化が認められない良好な審美性が維持されている。

図33-a｜図33-b｜図33-c

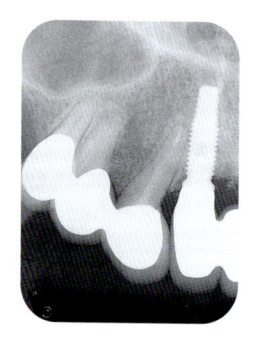

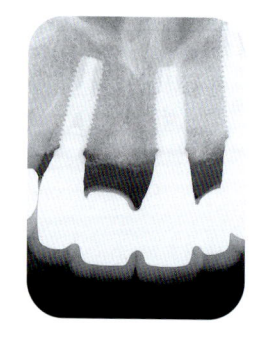

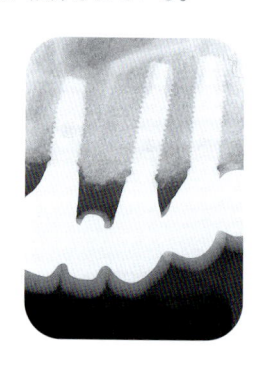

図33-a〜c　術後2年のデンタル。

1. 機能回復のためのGBR

　骨量が不足していた部位へインプラント埋入を可能にし、失われた咀嚼機能を回復し、清掃性を確保するには、有効な長さと本数のインプラントを歯槽骨内に納めることと、全体の歯槽骨レベルに極端な段差をなくし均一化することが重要と考える。保存する歯牙に対しても同様の配慮を行う必要がある[8]。

2. 審美性獲得のためのGBR

インプラント治療において審美性を獲得するには、下記の事項が必要となる。

① 適切な隣在歯の歯周組織
② 適切なインプラントの位置
③ 適切な軟組織の質、量
④ 適切な歯槽骨形態
⑤ 骨のリモデリングによって組織を失わない配慮
・唇側における十分な組織の獲得
・インプラント間距離
・プラットホームスイッチング
・インプラントデザインの変更
・アバットメント着脱回数の制限

骨の形態に関しては、隣接面で歯間乳頭を支持する高さ、インプラントの唇側においては、歯肉退縮を起こさないための骨幅が確保されることが理想である。また、インプラント間に歯間乳頭を獲得するためにも唇側の骨幅が重要であることが提唱されている[9]。

歯間乳頭を支えるための歯槽骨の高さいわゆる予測される歯間乳頭の高さは、乳頭の近遠心に天然歯、インプラント、ポンティックのいずれが配置されるかの条件で左右される[10]。つまり審美性獲得のため目標となる骨形態は、水平的にはインプラント周囲に1.5〜2.0mm以上の骨幅、垂直的には健全または補綴的な観点から適切な隣在歯隣接面の歯槽骨頂と同一の高さ、あるいは将来のコンタクトエリア最下点より予測される歯間乳頭の高さを減じた高さ（現実の臨床においては4〜5mm程度と考えている）ということになる。さらに、再建された歯槽骨形態を維持するためにリモデリングに対する配慮も欠くことはできない。

おわりに

歯槽堤増大の技術の進歩によってインプラント治療は大きく変化をとげた。しかし依然として患者の希望はさまざまである。埋入したインプラントが脱落しないで長く噛めればいいという要求もあれば、可能ならば天然歯と同様な外見を取り戻したいという願いもある。骨の存在する部位を探してインプラント埋入する場合と比べ、骨を増大してインプラントを埋入する治療は少なからずリスクを生じる。しかし、より清掃しやすい形態の補綴物、審美性を備えた補綴物の製作が可能となるという大きなメリットを持つ。GBRは比較的低侵襲で、三次元的な増大を行える術式である。リスクを最小に有効に活用するためには、「増大の目標を明確化」、「現存するマテリアルの適切な選択」、「術式における基本の遵守」が重要である。

参考文献

1. Buser D, Bragger U, Lang NP, Nyman S. Regeneration and enlargement of jaw bone using guided tissue regeneration. Clin Oral Implants Res. 1990 ; 1 (1) : 22-32.
2. Simion M, Jovanovic SA, Trisi P, Scarano A, Piattelli A. Vertical ridge augmentation around dental implants using a membrane technique and autogenous bone or allografts in humans. Int J Periodontics Restorative Dent. 1998 ; 18 (1) : 8-23.
3. Simion M, Jovanovic SA, Tinti C, Benfenati SP. Long-term evaluation of osseointegrated implants inserted at the time or after vertical ridge augmentation. A retrospective study on 123 implants with 1-5year follow-up. Clin Oral Implants Res. 2001 ; 12 (1) : 35-45.
4. Jemt T, Lekholm U. Measurements of buccal tissue volumes at single-implant restorations after local bone grafting in maxillas : a 3-year clinical prospective study case series. Clin Implant Dent Relat Res. 2003 ; 5 (2) : 63-70.
5. Maiorana C, Beretta M, Salina S, Santoro F. Reduction of autogenous bone graft resorption by means of bio-oss coverage : a prospective study. Int J Periodontics Restorative Dent. 2005 ; 25 (1) : 19-25.
6. Wilson TG Jr, Schenk R, Buser D, Cochran D. Implants placed in immediate extraction sites : a report of histologic and histometric analyses of human biopsies. Int J Oral Maxillofac Implants. 1998 ; 13 (3) : 333-341.
7. Stavropoulos F, Dahlin C, Ruskin JD, Johansson C. A comparative study of barrier membranes as graft protectors in the treatment of localized bone defects. An experimental study in a canine model. Clin Oral Implants Res. 2004 ; 15 (4) : 435-442.
8. 船登彰芳，石川知弘，小野善弘，中村公雄，浦野智．欠損部位にみたインプラント治療の実際 2.臼歯部における歯周治療学的配慮．the Quintessence. 2002 ; 21 (8) : 105-117.
9. Grunder U, Gracis S, Capelli M. Influence of the 3-D bone-to-implant relationship on esthetics. Int J Periodontics Restorative Dent. 2005 ; 25 (2) : 113-119.
10. Salama H, Salama MA, Garber D, Adar P. The interproximal height of bone : a guidepost to predictable aesthetic strategies and soft tissue contours in anterior tooth replacement. Pract Periodontics Aesthet Dent. 1998 ; 10 (9) : 1131-1141.

歯槽骨延長はGBR・骨移植を超えたか？

Can Alveolar Distraction replace GBR and Bone Graft?

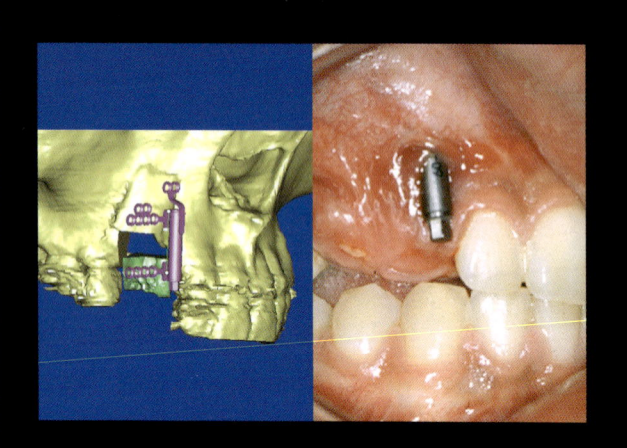

三次正春
（香川県立中央病院歯科口腔外科主任部長）

Masaharu Mitugi
(Director : Div.of Oral & Maxillofacial surgery,Pref.Central Hospital)

はじめに

　歯槽骨萎縮によってインプラントの適応が難しくなった場合、従来は、GBR（Guided Bone Regeneration）や骨移植により歯槽堤増大が試みられてきた。しかし、これらの方法では、周囲組織の延長が伴わないために、無理な増大手術を行えば、手術の確実性に疑問が残り、長期経過においては再建された骨の再吸収などの問題があった。そこで、ここ10年で臨床応用された歯槽骨延長が注目され、周囲の歯肉や骨膜が延びることから理想的と考えられてきた。しかし、症例をretrospectiveにみられるようになってきた現在では、それにも限界や問題点が浮き彫りになっている。
　前回のOJでは、この術式の原理と臨床応用の仕方を解説したが、今回はその問題点や対策について、従来の骨移植やGBRとの組み合わせなどについて考察したい。

歯槽骨延長のプロトコル

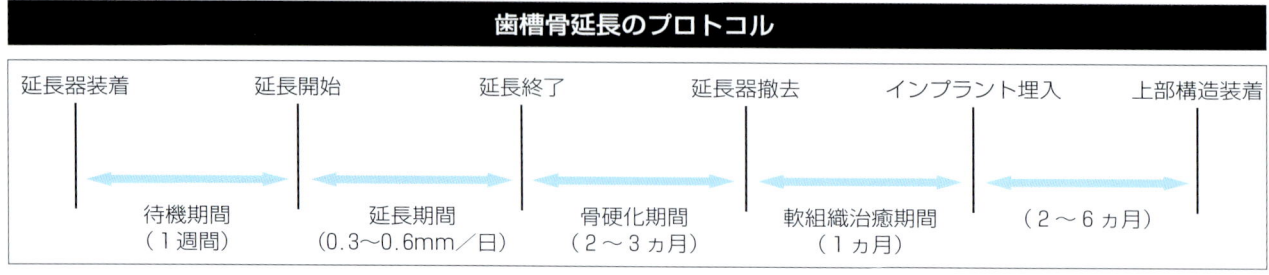

延長器装着	延長開始	延長終了	延長器撤去	インプラント埋入	上部構造装着
待機期間（1週間）	延長期間（0.3〜0.6mm／日）	骨硬化期間（2〜3ヵ月）	軟組織治癒期間（1ヵ月）	（2〜6ヵ月）	

図1　歯槽骨延長からインプラント補綴までのタイムスケジュール。

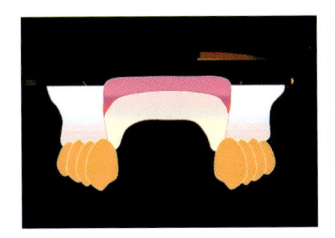

図2 粘膜切開と剥離(通常は頬側の付着歯肉と遊離歯肉の移行部付近の水平切開を用いる)。

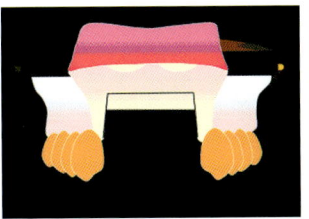

図3 移動骨片骨切り(アンダーカットにならないように注意して薄刃の電動ノコギリを用いて完全骨切りする)。

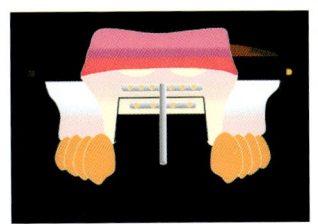

図4 延長器の装着、延長の確認を行ったうえで、創を縫合する。

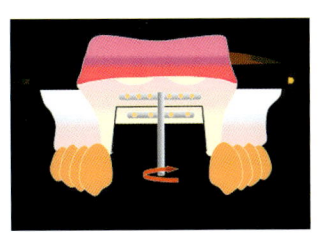

図5 創の治癒に十分な待機期間を経て延長を開始する。

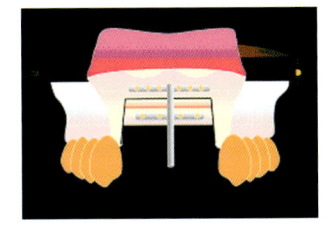

図6 異常がないかを見ながら延長開始時はゆっくり。

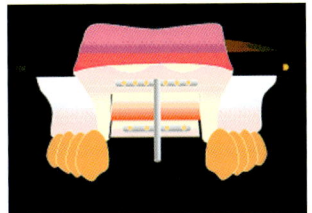

図7 延長スピードアップ。

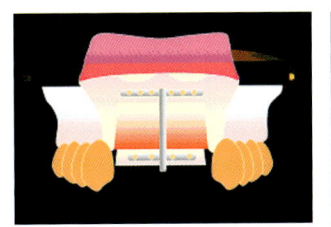

図8 必ずオーバーコレクトを行う。

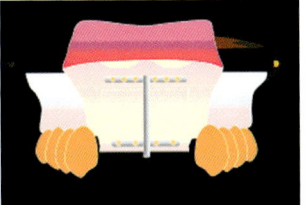

図9 延長器の撤去が容易に行える時期まで骨硬化を待つ。

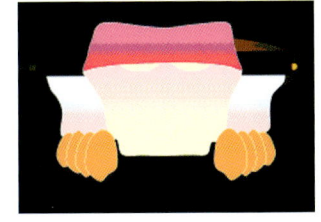

図10 軟組織の状態が安定するまで待つ。

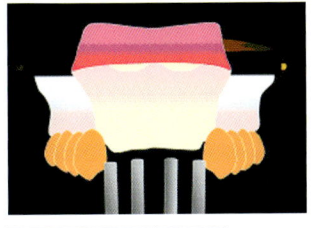

図11　図12　図13

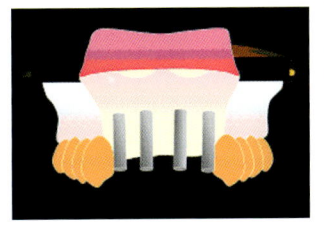

図11〜13 インプラント埋入。

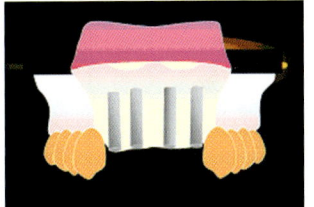

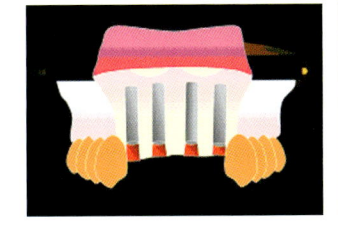

図14 埋入は通常よりやや深め。

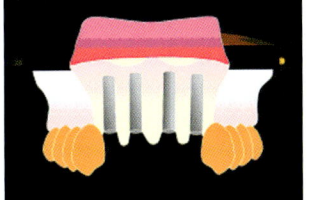

図15　図16　図17

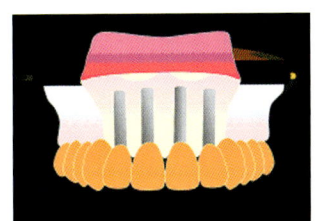

図15〜17 インプラント二次外科手術、プロビジョナルレストレーション。

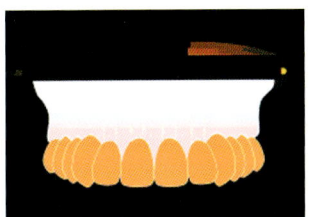

最新の診断・治療計画

1)Computer-aided Alveolar Distraction

近年、歯科インプラントの診断・治療計画にCTが使われるようになってソフトウェアの開発が進み、3DCTを利用できるようになってきた。加えて、歯槽骨延長専用のシミュレーションができるソフトが出現するに至り、インプラント埋入のシミュレーションと組み合わせれば、ほぼ完璧に手術をPC上でプランニングできる。

筆者らはSimPlant CMF Pro(Materialise,ベルギー)による三次元画像を参考にしている。目的部位の立体、水平断および正方線輪切り像から骨の高さ、厚み、骨質ならびに上顎洞・鼻腔や下歯槽管との距離などが確認できる。SimPlant CMF Proの最新バージョン9.2では、歯槽骨延長に対するバーチャルオペレーションも組み入れられている(症例1)。これを用いれば、適切な延長器の選択や骨切り線の設定がビジュアルに確認しながら行える。これらを参考に最終補綴までの流れを決定する。その後、実際にセットアップ模型上で延長方向、延長量を決め、延長器を準備する。この段階で延長中に必要と

症例1：Simplant CMProによる治療シミュレーション（症例1-a〜i）

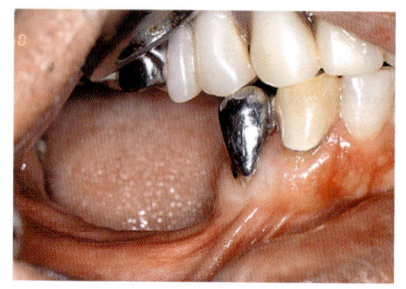

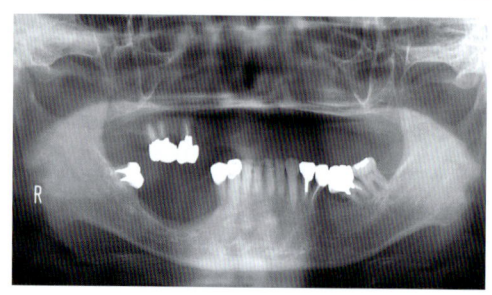

症例1-a	症例1-b	
症例1-c	症例1-d	症例1-e
症例1-f	症例1-g	症例1-h
症例1-i		

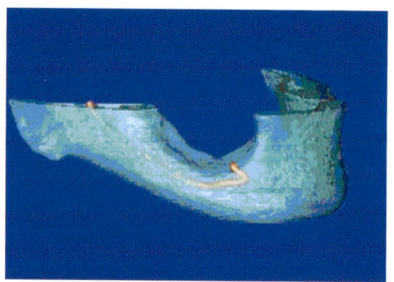

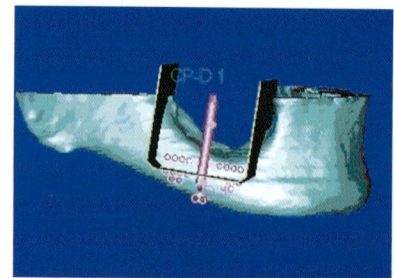

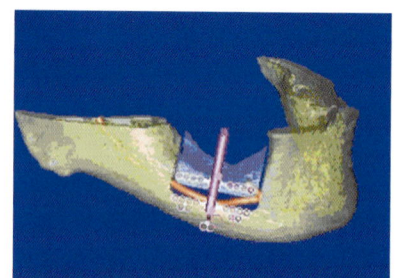

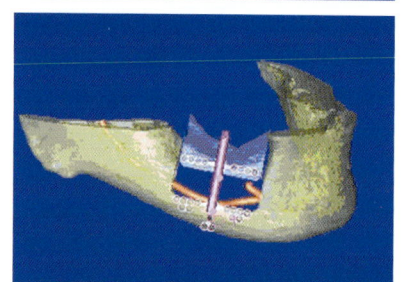

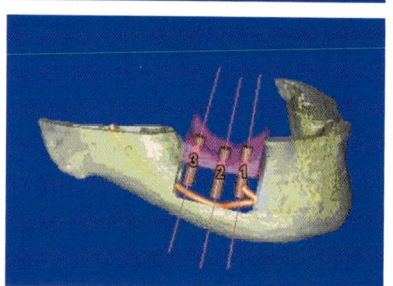

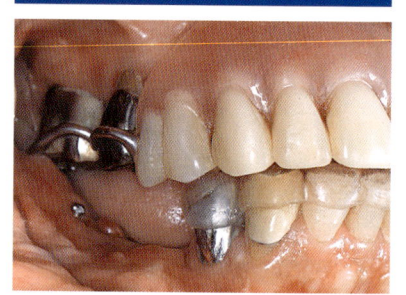

症例1-a〜i　SimPlant CMF Proによる歯槽骨延長のシミュレーション。
a、b：術前
c〜g：治療シミュレーション
h、i：術後

なるリテーナーや暫間補綴物をあらかじめ製作しておくと、骨延長時のベクトル調節が容易となる。三次元CTを用いた治療プランニングでは3Dシミュレーションと石膏模型のスキャニングデータと組み合わせれば、CAD／CAMによる手術に必要なサージカルガイドの製作が可能となる（症例2）。

歯槽骨延長は従来の一期的な補綴前外科手術に比べて、以下のような利点を有する。
①術式の安全性・手術時間の短縮
②調節性がある
③術後の安定性
④大きな延長量
⑤骨移植が不要
⑥周囲の軟組織も同時に延長される

従来は延長しすぎると創の閉鎖が困難であり、GBRや骨移植による歯槽堤増大には限界があった。また、減張切開で無理に縫合した場合には、付着歯肉は増大せず前庭部が移動してしまうため、二次的にCTGや口蓋粘膜移植が必要になる。本法を用いることにより、周囲軟組織の延長、特に付着歯肉が増大される。加えて、隣在歯の歯肉退縮にも改善傾向が認められる（症例3）。

症例2：外傷による歯・歯槽骨欠損への歯槽骨延長の計画と手術（症例2-a～j）

症例2-a　年齢15歳、男子高校生：交通外傷による受傷。歯槽骨延長により喪失歯槽骨を再建しインプラント補綴を行うことと計画した。

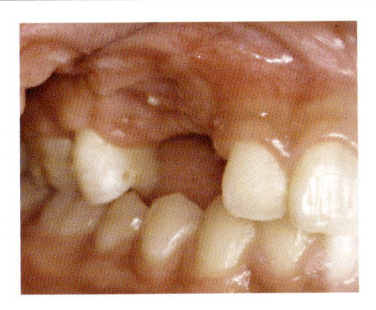

症例2-b、c　上顎右側犬歯・第一小臼歯を頬側歯槽骨とともに喪失。局所麻酔下に上顎洞底から2mmの高さでボックス型の移動骨片を製作し、Track1.0 9mm typeを用いる計画をSimPlant CMF proで行った。

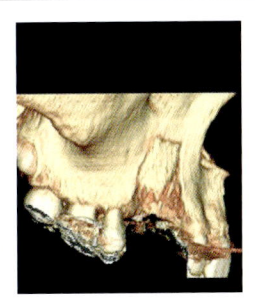

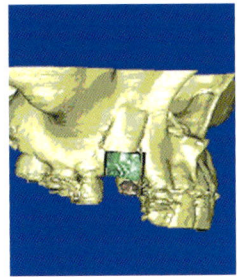

症例2-b｜症例2-c

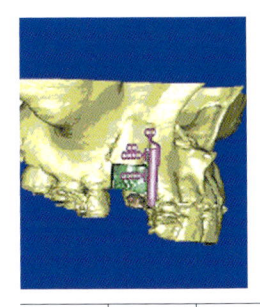

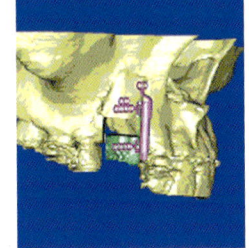

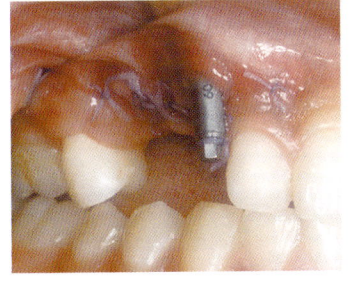

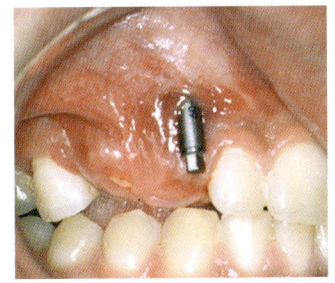

症例2-d｜症例2-e｜症例2-f｜症例2-g

症例2-d～g　待機期間は13日、0.3→0.6mm/日の速度で十分なオーバーコレクションを目標に自己延長させた。

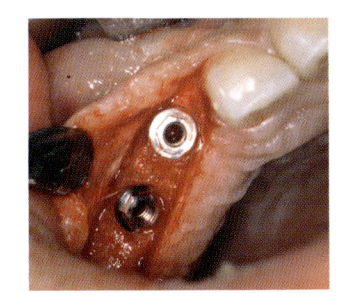

症例2-h　70日間の骨硬化を待って延長器撤去、さらに1ヵ月後にφ3.75×13および15mmの3iインプラントを2本埋入した。

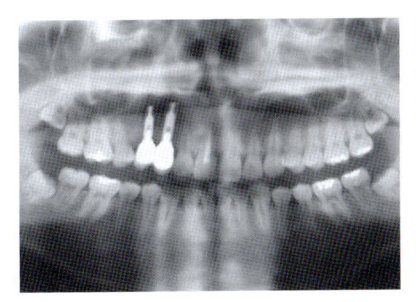

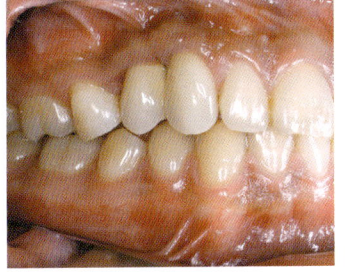

症例2-i｜症例2-j

症例2-i、j　補綴後2年。

症例3：隣在歯の歯肉退縮への歯槽骨延長（症例3-a～g）

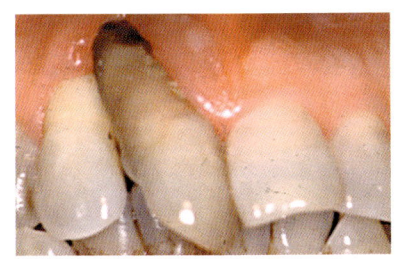

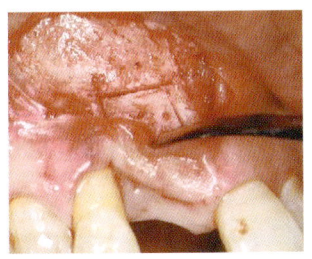

症例3-a｜症例3-b

症例3-a、b　抜歯予定の上顎中切歯の歯周病により側切歯近心の歯肉退縮が著しい。

症例3-c｜症例3-d

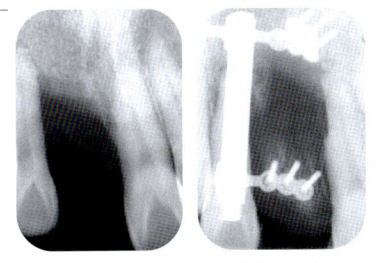

症例3-c、d　12mmの歯槽骨延長を行った。

症例3-e｜症例3-f｜症例3-g

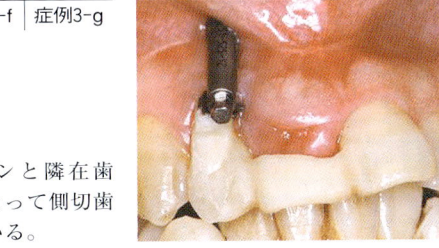

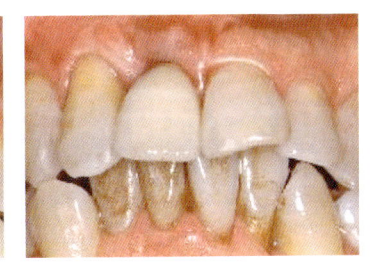

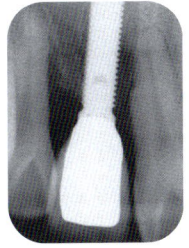

症例3-e～g　エムドゲインと隣在歯の歯槽骨延長との併用によって側切歯の歯肉退縮も改善されている。

シンポジウム1

症例4：水平的歯槽骨延長：アルベオワイダー（症例4-a～h）

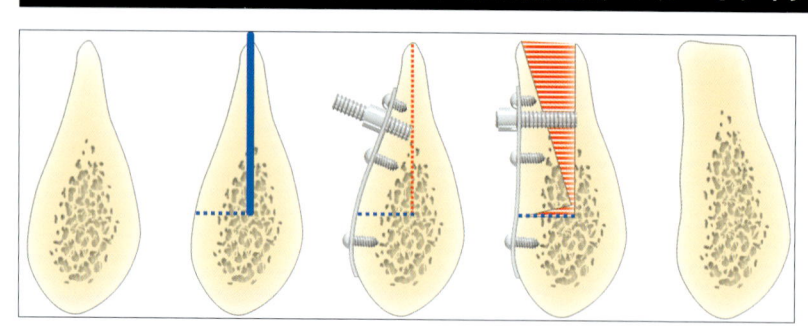

症例4-a　アルベオワイダー：スプリット骨切りにおいては頰側水平骨切り部（点線部）を若木骨折させる。

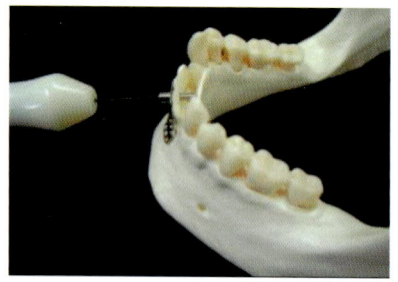

症例4-b　骨延長は専用のドライバーを使って1→4回転／日の割で行う。

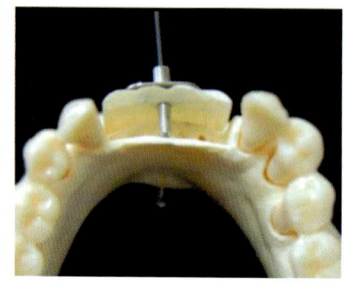

症例4-c　舌側の皮質骨に先端が平坦になったディストラクションスクリューが当たって延長される。

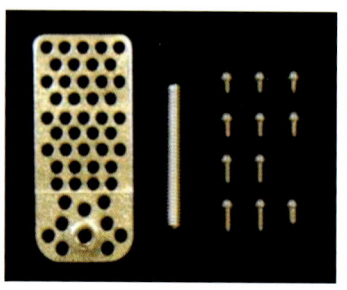

症例4-d　チタンメッシュと固定用のマイクロスクリュー、ディストラクションスクリュー（中央）。

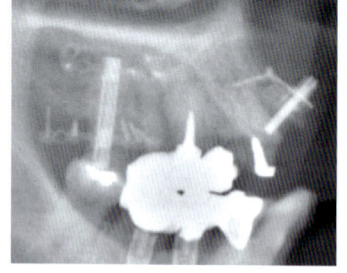

症例4-e　64歳、女性：上顎右側第一小臼歯から左側側切歯の欠損で水平的な歯槽骨延長を行ってインプラント補綴を行う計画とした。静脈鎮静法下に局所麻酔で上記の術式を行った。創の治癒を10日程度待って最初の数日は1回転0.4（mm）／1日、それで問題が生じなければ朝夕各1回転計2回転0.8（mm）／1日の自己延長を指示した。水平的歯槽骨延長後の側面頭部X線規格写真：口蓋側の皮質骨を固定源に唇側の歯槽骨が前方に延長されている。

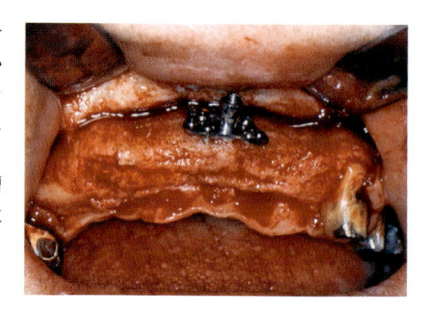

症例4-f　延長は十分にオーバーに行い約2ヵ月の骨硬化を待った。骨硬化後に延長装置を撤去：スプリットされた歯槽頂は十分な幅に拡大されている。

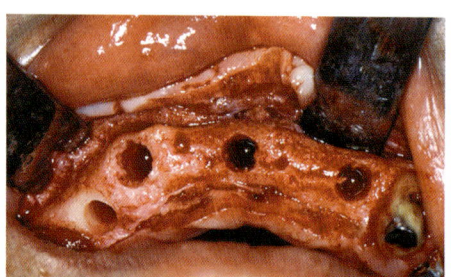

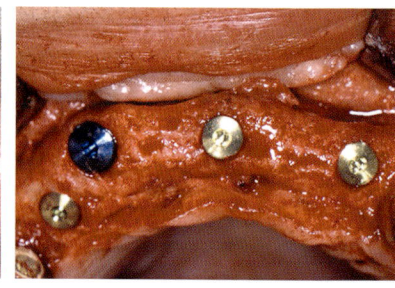

症例4-g、h　撤去手術の術創が完全に治癒した段階で直径5mmと4mmのテーパード・インプラント埋入を行った。歯槽頂の幅は十分で理想的な径のインプラントを自由に選択できた。

症例4-g｜症例4-h

2）水平的歯槽骨延長

著者らが開発したアルベオワイダーは外傷・先天的・歯周疾患などによって生じた頰舌的な歯槽堤の萎縮に対して水平的歯槽骨延長を行うシステムである（症例4）。

このシステムは、インプラント補綴における補綴前外科手術・歯槽堤幅径増大の目的で開発された。従来の歯槽堤幅径増大には骨移植やGBRが応用されていたが、周囲の歯肉・骨膜の延長が伴わないため増大量に限界があった。歯槽骨延長法は垂直的な延長法が日常臨床的に応用され好結果が報告されている。それは、周囲の軟組織が同時に延長され術式が確実である点に基づいていると考えられる。

その原理を水平的な骨延長に応用したのがアルベオワイダーで、ナイフエッジ状に萎縮した歯槽頂を頰・舌側

症例5：骨トランスポート（症例5-a～j）

症例5-a 顎裂部の閉鎖を行い新たな歯槽部にインプラント補綴を可能にする骨トランスポート。

症例5-b 右側側切歯・犬歯間でInterdentalに骨切り、Track1.0型歯槽骨延長器を装着（16歳、男性。片側性口唇口蓋裂）。

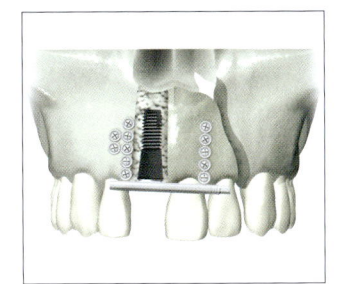

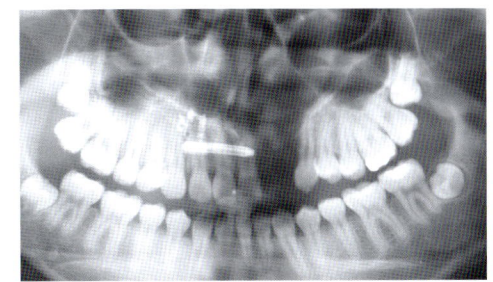

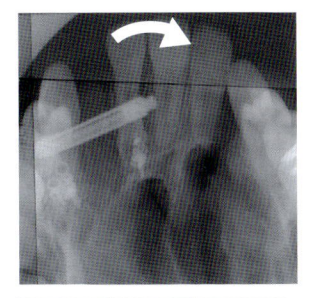

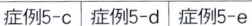

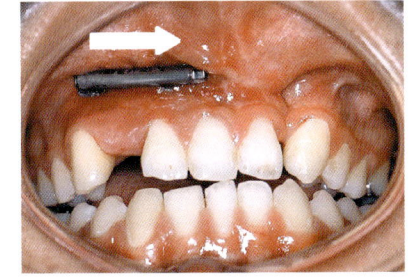

症例5-c～e 0.3mm／日で自己延長させた骨トランスポート終了時。

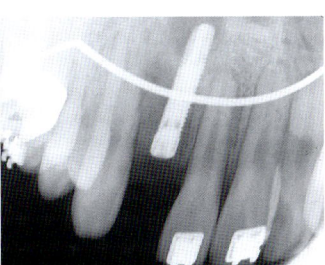

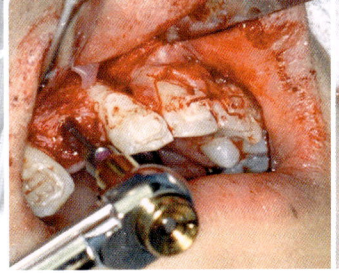

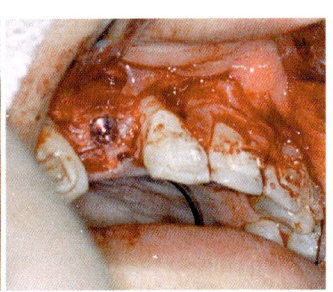

症例5-f～i 3ヵ月の骨硬化期間後延長器撤去。同時に延長部から採骨し左側のDocking siteに骨移植を行った（矢印は採骨部）。トランスポートにより新生された右側歯槽は良好な形態でインプラントの埋入は容易であった。

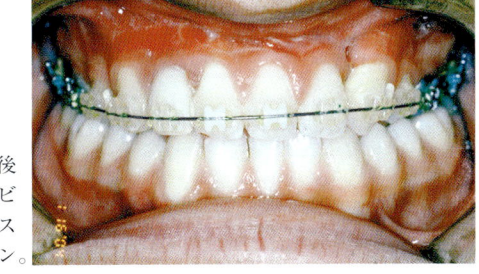

症例5-j 術後矯正とプロビジョナルレストレーション。

にスプリット骨切りし、幅径を拡大する方向で延長するシステムである。結果として、延長された骨切りギャップには新生骨、同時に延長された歯槽頂部粘膜には新生角化歯肉が再建でき、理想的なインプラント床が自然な形でできる。

3）骨トランスポート-完全な骨欠損部へのインプラント

歯槽骨延長は、骨を移動骨片と基底骨に分けて延長器を装着できる骨が残存する症例にのみ適応できる。したがって、まったく歯槽が欠損している口唇口蓋裂症例の顎裂部などには適応できず、いったん骨移植を行う必要がある。従来法で骨移植を行い、その再建された歯槽部にインプラント補綴を行う方法はTakahashiらによって報告されたが、骨移植の最適時期が10歳未満で、その時期にインプラントを埋入することはできない。顎発育の完了時期まで待った場合、移植された骨はほとんど吸収されてしまい、審美ゾーンであるためインプラント補綴は不可能になる。その段階で垂直的な歯槽骨延長を行うのは、二度手間になり好ましくない。

そこで、骨トランスポートを行って欠損部を別の部分に移動して、そこにインプラント補綴を行う方法を開発した（症例5）。この骨トランスポート法は、腫瘍切除の

症例6：二次元歯槽骨延長（症例6-a〜h）

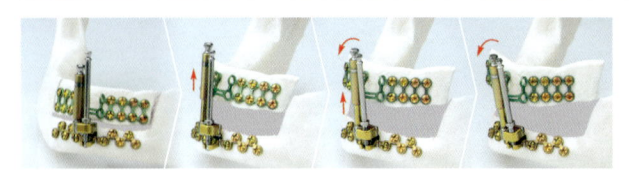

症例6-a　Bidirectional Distractor（http://www.medartis.com/eng/index.htm）。

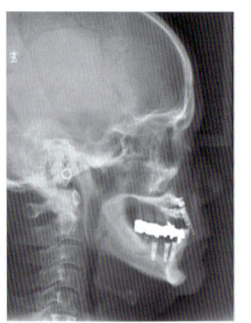

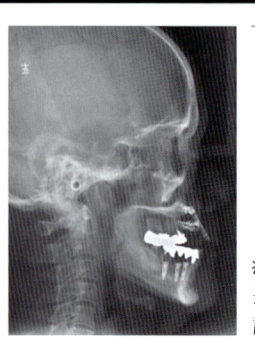

症例6-b、c　延長方向調整前（左）、調整後（右）。

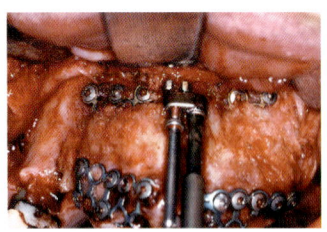

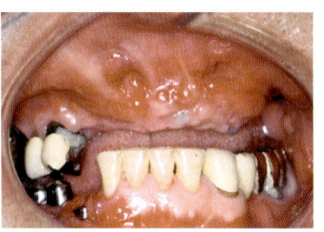

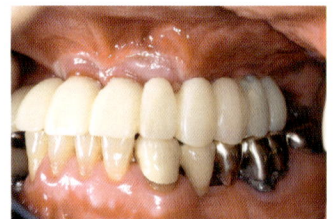

症例6-d〜g　骨硬化終了時延長器の撤去、2ヵ月後のインプラント埋入とそのパノラマX線写真。

症例6-h　プロビジョナルレストレーション：前歯部反対咬合が正常咬合に改善できている。

ため下顎骨を区域切除した後の再建法として最近試みられている最新の術式である。これらには、従来、腸骨移植などが適応されてきたが、Ilizarovの考案した骨トランスポートを1992年にConstantineらが下顎骨区域切除後の再建に用いて、顎骨への応用の道がひらかれた。

著者らは、本法を1997年から口唇裂口蓋裂患者の顎裂部再建に応用してきた。本法は術式が簡単で局所麻酔下に施術でき、確実で腸骨などの身体他部からの採骨が必要ないなど、口唇裂口蓋裂治療にティッシュエンジニアリングを持ち込んだ最新の治療法となった。一方、骨トランスポートを導入して新たにできる歯槽部には、インプラント埋入が容易に行える。本法の利点は骨トランスポートの利点に加えて、同時に存在する口腔鼻瘻孔も自然に閉鎖でき、新生骨をトレフィンバーで採骨することにより非常に活性のある移植骨を得ることができる点である。しかし、2回の手術（骨トランスポート装置の撤去が必要）と、トランスポートされた歯の歯冠形態修正が必要である。

4）二次元延長器

Multi-vector Distractorは、いくつかのメーカーによって商品化され臨床応用されるようになっている。しかし、それらの問題点は装置そのものが大きく、歯槽骨延長の細かい計画には十分に適応できないものが多い（症例6）。

その中で、スイス・ベルン大学のIizukaが開発したModus V2（Medartis スイス）は、その機構・大きさともに臨床応用できるものであろう。この延長器には従来のプレートタイプの歯槽骨延長装置にさらにもう1本のロッドが加わり、＋／－20°の頬舌的な傾斜の調整が可能になっている。ベクトル調整は容易で延長中であればいつでも変更できる。しかし、延長ロッドが延長するにつれて上方に伸びてくる欠点があり下顎での使用時に対合歯に干渉するので注意を要する。

特殊な骨延長

1）従来法との組み合わせ術式-移植骨の歯槽骨延長

従来術式との組み合わせは、非常に有効で良好な結果が得られる。しかし、術式はまず従来法を行って治癒を待ち、その後に歯槽骨延長を行わねばならず、二度の手術と長い治療期間を要する。そこで、一期的に従来法と歯槽骨延長を同時に行う試みがある（症例7、8）。

移動骨片に骨移植を付け加える。または、移植骨その

症例7：移植骨片にベニアグラフトを加えて垂直的な歯槽骨延長を行う方法（症例7-a〜e）

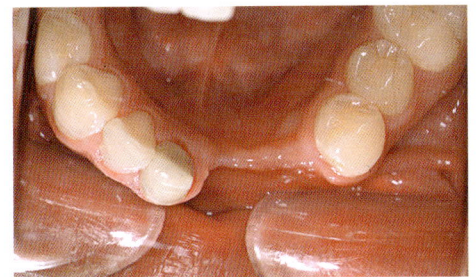

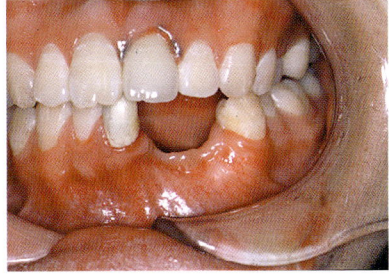

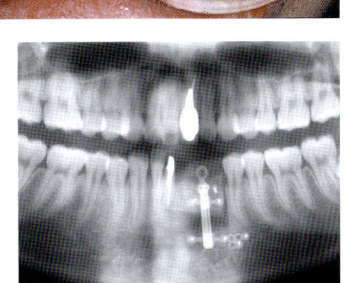

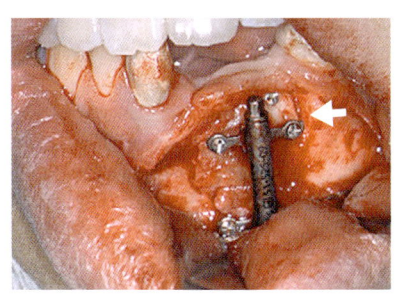

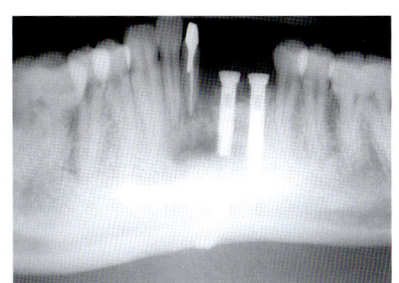

症例7-a	症例7-b	症例7-c
	症例7-d	症例7-e

症例7-a〜e　外傷で歯槽頂を含む唇側歯槽骨を失った男性症例（a、b）：Track 1.0延長器の装着時に幅径増大目的にオトガイ部からのベニアグラフトを同時に行った。移植骨は延長器とマイクロスクリューにて移動骨片に固定した（白矢印）。3週間の待機期間後垂直的増大目的に0.3→0.6mm／日の延長を通常通り行った（c、d）。水平・垂直的な歯槽堤増大が一回の手術で行え、理想的な位置へのインプラント埋入ができた（e）。

症例8：移植骨の歯槽骨延長（症例8-a〜g）

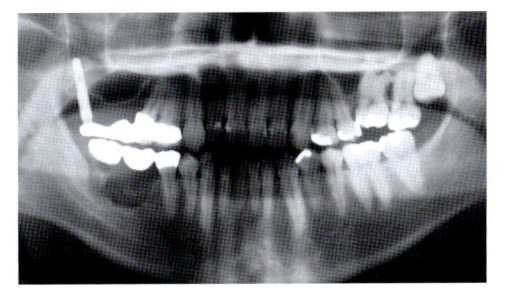

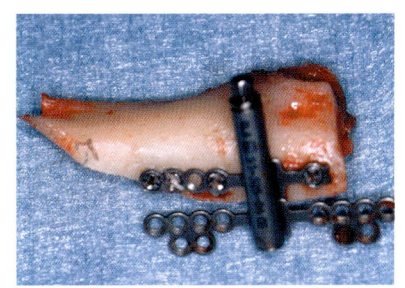

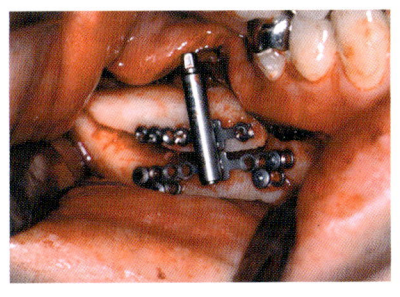

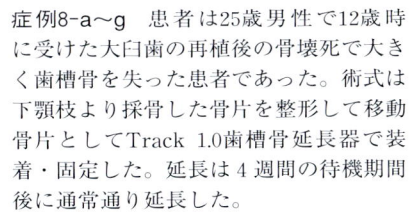

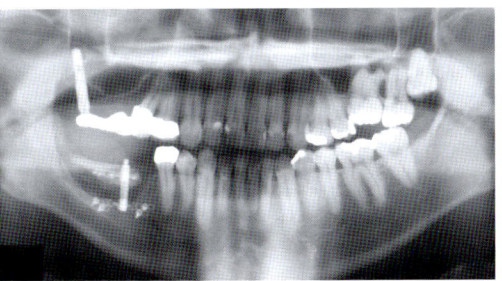

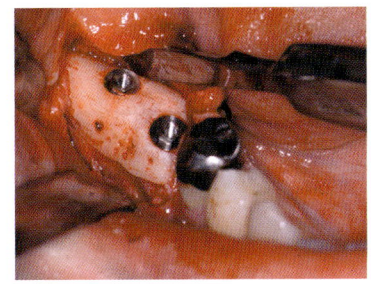

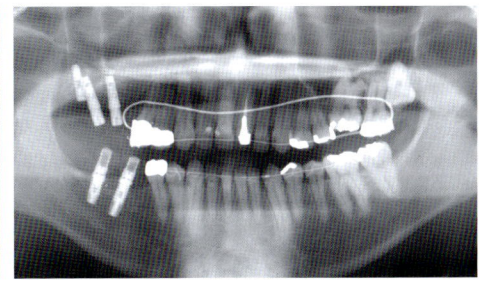

症例8-a	症例8-b	
症例8-c	症例8-d	症例8-e
症例8-f	症例8-g	

症例8-a〜g　患者は25歳男性で12歳時に受けた大臼歯の再植後の骨壊死で大きく歯槽骨を失った患者であった。術式は下顎枝より採骨した骨片を整形して移動骨片としてTrack 1.0歯槽骨延長器で装着・固定した。延長は4週間の待機期間後に通常通り延長した。

症例9：埋入位置不良インプラントの対処方法（症例9-a〜f）

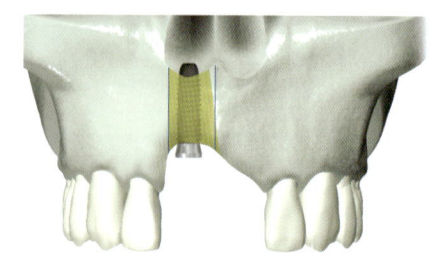

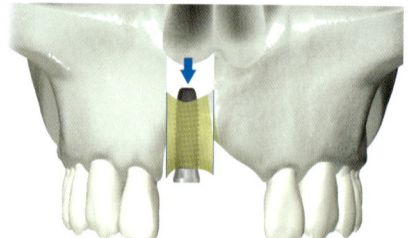

症例9-a　埋入位置不良インプラントに対するインプラントを含んだ歯槽骨延長。

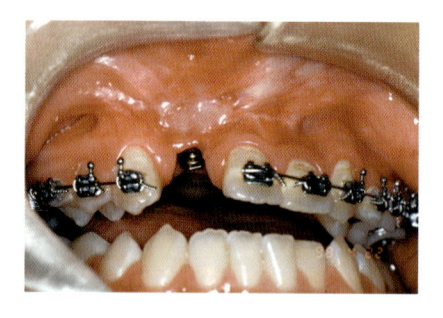

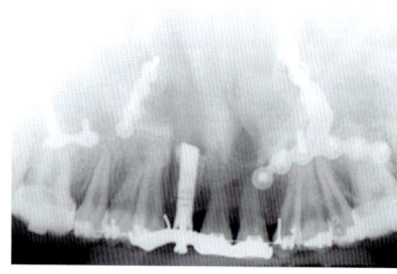

症例9-b　11歳時に埋入され、成長により低位舌側偏位したインプラント（口蓋裂患者：腸骨移植により再建された顎裂部）へのインプラント症例。

症例9-c　17歳時に中顔面劣成長に対する上顎矯正手術を行った。その際インプラントを含めた移動骨片を骨切りにて作成した。

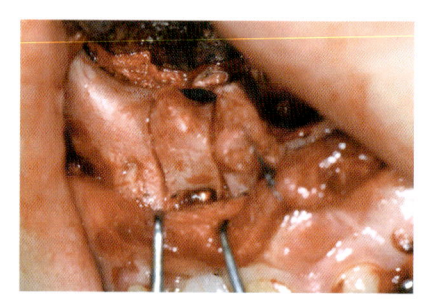

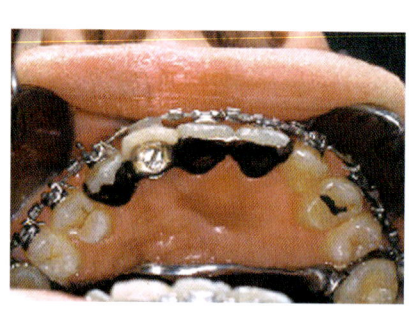

症例9-d、e　カスタムメイドの延長装置を隣在歯に装着7mmの延長を行った。

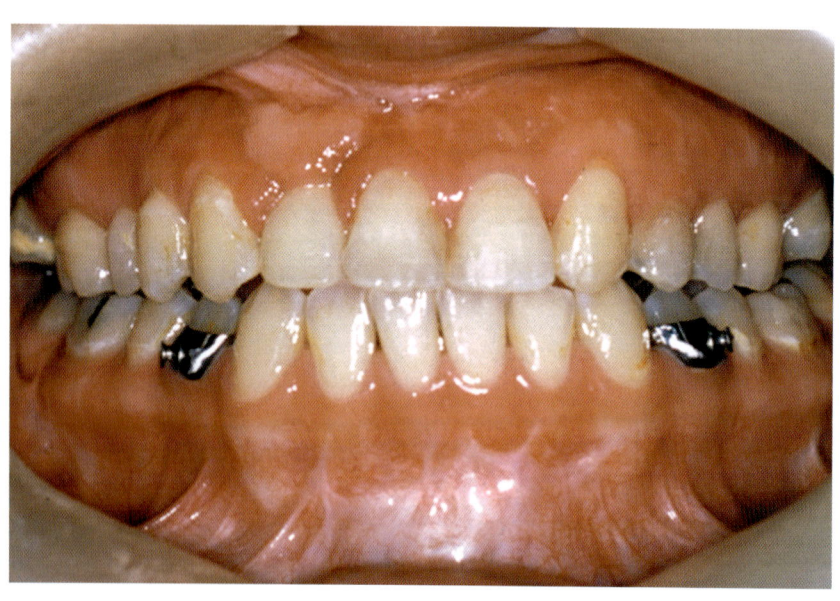

症例9-f　理想的な補綴形態付与が可能となった。

ものを移動骨片として用いる方法である。これらは健康な骨膜に覆われた骨延長のチャンバーのなかであれば、血行がない移植骨が、骨膜でつつまれた空間を拡大することで骨新生が得られるとの考えに基づいている。

2）位置不良インプラントの修正法

ひとたび埋入されたインプラントが位置や方向が悪く、補綴できないケースも臨床的によく遭遇する。これに対して、インプラントを含んだ歯槽骨をそのまま骨切りし

て、適切な部位に延長・移動することもできる。この方法は、従来から提案され議論されてきたボトムアップかトップダウンかの治療プランの、おのおのの長所を取り込んだ最良の治療プランとなる可能性を持った新しい方法であると考えられる。われわれは1997年より本法を意識的に取り入れたインプラント治療を行って、審美インプラントへの道を臨床研究している（症例9）。

考　察

　歯槽堤増大には口腔外科領域では自家骨の移植が、一般臨床医の間ではGBRが広く取り入れられている。しかし、どちらの方法でも垂直的な増大には限界があり、術式上でも軟組織を縫合する際の問題点が予知性を下げている。顎骨延長は、軟組織も歯槽骨も同時に延長されることから、これらの問題を解決していると思われる。本法は移動骨片に舌側の骨膜を介して血行が保たれることにより、従来の自家骨の移植で見られた術後の移植骨吸収は回避できる。
　しかし、術式上注意すべき点がいくつかある。

1）骨膜・粘膜の剥離

　歯槽頂を越えて舌側まで剥離すると、舌側骨膜は剥がれやすいので移動骨片への血行が遮断される危険性がある。骨延長の新生骨は骨膜から再生されるため、骨膜への手術操作の影響は大きく剥離をしない部位は良好に骨新生が起こるが、頬側の骨膜剥離部位や延長器のロッドの直下で骨膜が浮いた状態になっている部分は骨新生が遅い。

2）骨切り

　唇・頬側から舌側の皮質骨まで骨膜を傷つけないように骨切りするには、マイクロ電動ノコのサジタルソーやオシレーティングソーを用いて注意深く行わねばならない。これらの電動ノコは構造上舌側の皮質骨を切りやすく、骨膜を傷つけづらい。延長をスムーズに行わせるためにアンダーカットにならないように、完全に骨切りしなければならない。これらの点が不十分であると延長器の破損や延長方向のねじれが起きてしまう。

3）延長器の装着

　延長はその延長器の装着方向に直線的になされるが、延長器を取り付ける部分の顎骨の形態と舌側の骨膜が無傷であることから、延長方向が舌側に傾斜する傾向がある。この対策としては、前述した方法以外に
・舌側に延長器を装着する（しかし、骨切りや延長器のスクリュー止めが困難である）
・不適切な方向に延長されてしまった場合は2〜3週で延長器を撤去し、徒手で整復する（Floating bone technique）
・または、インプラント埋入時に再度歯槽骨きりを行って修正する
・この対策を施した延長ベクトルのコントロールができるMedartis社製Bidirectional distractor（2方向調節性歯槽骨延長器）の新製品を用いる
　などが必要となる（症例6）。

4）延長操作

　延長のリズムは、粘膜の血行を保持しながら均等に行うことが肝要である。延長が早すぎると創の裂開、遅すぎると早期骨癒合が起きてしまう。一度延長された延長部（distraction gap）は後戻りや吸収はないが、延長のオーバーコレクションは、以後の手術操作による歯槽頂の吸収を考慮して設定しなければいけない。延長器の撤去やインプラントの埋入手術・二次手術など骨膜の剥離操作があるたびに歯槽骨は吸収するものである。ナイフエッジの歯槽頂や骨切り端の骨は、周囲の軟組織の抵抗で幾分か吸収する傾向にある。
　したがって、頬舌的な厚さは十分にとって骨切りラインを設定し、加えてインプラント埋入時の歯槽頂のフラットニングに十分なオーバーコレクションが必要である。われわれの症例の長期経過観察結果から、歯槽頂の骨吸収は、抜歯後の治癒状態に大きく影響されていることがわかっている。歯槽頂に皮質骨が存在する症例においては、延長中に25％の骨吸収が起きるにとどまっているが、抜歯後6ヵ月以内に骨延長を行った場合は50％の大きな吸収を認めている。したがって、手術の時期を考慮した延長設定が重要である。

5）歯槽骨延長は万能ではない

インプラントを計画する際に顎堤の形態を診査してみると、その形態は垂直方向への歯槽骨萎縮だけではないことが多い。歯槽骨の幅や頬舌方向の位置異常、歯肉や軟組織の問題など多岐にわたる。垂直的な歯槽骨延長だけですべてを解決できるものではない。従来法との組み合わせでのみ良好な結果が期待できる。他の術式との組み合わせにおいては、本法のメカニズムをよく理解して従来法との組み合わせ手順を決めなければならない。従来法のGBRや骨移植は創の閉鎖時にテンションフリーの縫合が必要となる。したがって、垂直的歯槽骨延長の直後、たとえば延長器撤去時に併用しようとすると周囲軟組織にまだ延長の影響で軟組織の緊張が残っているため、ほとんどの症例においてテンションフリーの縫合は失敗する。

われわれの得た結論は、従来法との併用は、最初に従来法術式を行ってその後に垂直的歯槽骨延長を行うことが基本である。このように組み合わせれば歯槽骨延長の骨切りも容易で、移動骨片への延長器のスクリュー固定も強固に行える。

おわりに

以上の注意点を守って本法を利用すれば、骨・粘膜移植やメンブレンなどを用いずに安全に歯槽堤増大ができる。本法は今後のインプラント治療における中心的な補綴前術式となると考えられる。従来のGBRや骨移植と本法を組み合わせて使えば、さらに広いインプラント応用が可能になるであろう。

シンポジウム2

南　昌宏

夏堀礼二

インプラント周囲組織に対するマネージメント
―ペリオドンタルマイクロサージェリーの応用―

The management for an peri-implant tissue
―Application of periodontal microsurgery―

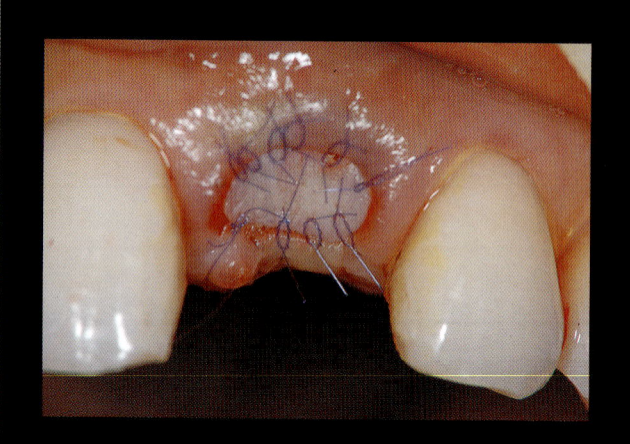

南　昌宏
（南歯科医院）

Masahiro Minami
(Minami Dental Clinic)

はじめに

　オッセオインテグレーテッドインプラントの臨床応用が始まって40年あまり経過した。以前ではオッセオインテグレーションの達成を第一目標とし、欠損部の機能回復にのみ重点の置かれていたインプラント治療は、近年ではその成功基準も患者のQOLの向上、すなわち早期機能回復や審美性回復などの配慮がなされるようになってきている。審美性についてこれを高い次元で実現させるためには、単にインプラント上部構造を審美的に仕上げるだけではなく、インプラント周囲組織を天然歯の周囲歯肉に見られるような自然感に可能な限り近づける工夫、すなわち軟組織のマネージメントが必要不可欠であろう。

　臨床的にはインプラント埋入時やアバットメント貫通手術などの段階においていかに硬軟組織を保存的に取り扱えるかということ、すなわちTissue Preservationが重要であると思われ、歯周形成外科の手技を応用したアプローチが必要であると考える。

　ペリオドンタルマイクロサージェリーは外科用顕微鏡を利用しての主に歯周形成外科を中心としたマイクロサージェリーであり、利点として痛みや腫れの少なさ、審美性の高さなどがあげられる（図1）。また、手術に関連する器具も繊細な組織の扱いを可能にするものであり（図2）、これらテクニックの応用によりインプラント周囲歯肉に対して低侵襲治療による組織保存と高い審美性の獲得を確実なものにすることができるものと考える。

　そこで今回は、インプラント周囲組織のマネージメントについて、ペリオドンタルマイクロサージェリーの手法を応用した症例を中心に報告したいと思う。

ペリオドンタルマイクロサージェリーの一例（図1-a～d）

| 図1-a | 図1-b |
| 図1-c | 図1-d |

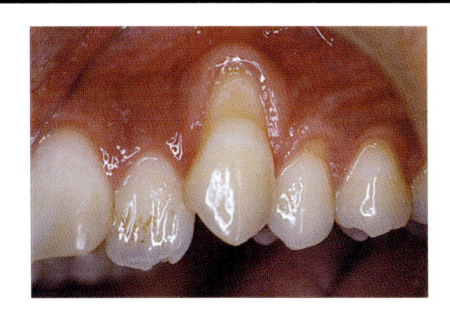

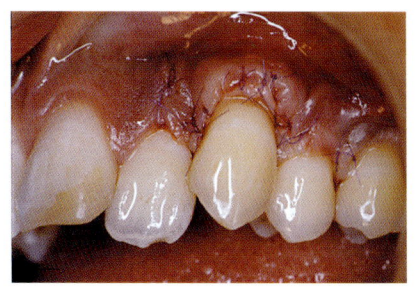

図1-a ３|の歯根露出を主訴に来院。

図1-b 改良型ランガー法により7-0の吸収性縫合糸で縫合。術直後にもかかわらず出血は見られない。

図1-c 術後1週間後、抜糸時。縫合糸は透明に変化している。

図1-d 術後1ヵ月。治癒は早く、露出歯根はほぼ被覆された。

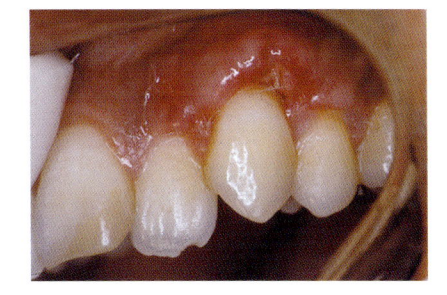

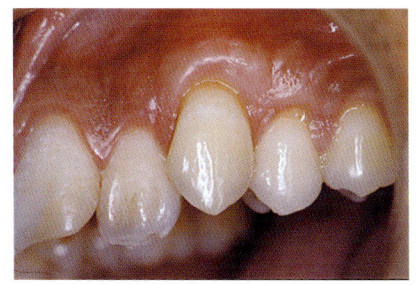

マイクロスコープと使用器具の一例（図2-a～d）

| 図2-a | 図2-b |
| 図2-c | 図2-d |

図2-a バリュアブルフォーカス機構をもったマイクロスコープ。対物間距離を幅広く変えることができ、さらにオートフォーカス機能により快適な姿勢で精密治療が行える。

図2-b クレセントナイフ。眼科用器具であるが、部分層弁の形成に使用する。

図2-c バナス剪刀。フラップ弁など軟組織のトリミングに使用。刃は小さく鋭利で繊細な切除が可能である。

図2-d 縫合糸の比較。マイクロサージェリーで使用される7-0のナイロン製の縫合糸（左）。一般の歯科治療で使用される4-0縫合絹糸（右）に比べ糸の太さ、コード長ともにかなり小さい。

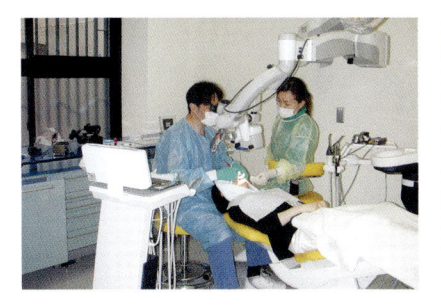

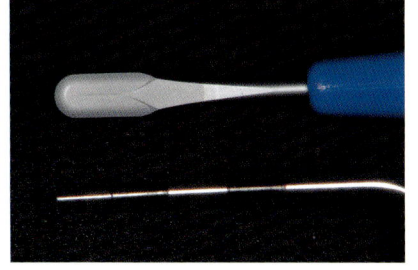

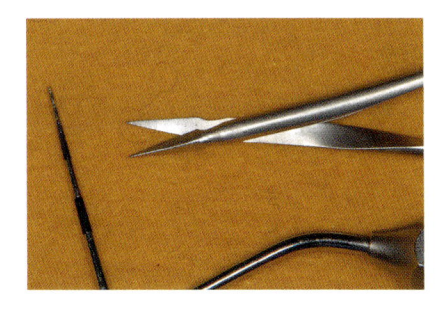

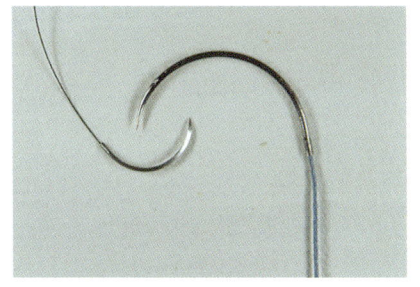

インプラント周囲組織の審美性

一般的に歯肉の審美性を考えた場合、図3に挙げるような項目が歯肉の審美性獲得のためのキーポイントになると考えられる。前歯部領域におけるインプラント周囲組織の審美性についてもこれら6項目は同様に重要であり、たとえインプラント上部構造がいかに審美的に仕上がっていようとも、これらの要件を満足していなければインプラント審美修復は成功したとは言い難い。この達成のためには繊細な組織の扱いが重要なものになると考える。

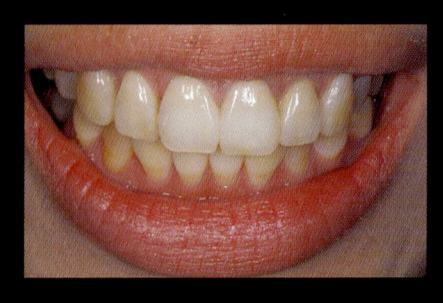

図3　歯肉の審美性についての考慮点。

①リップライン
②辺縁歯肉のライン ｝このラインに囲まれた範囲がいかに自然感を呈しているか
③歯間乳頭が存在すること
④適切な歯肉の豊隆度合いを各々の歯が有していること
⑤一口腔内での歯肉の質、性状が均質で瘢痕がないこと
⑥歯肉の色調が自然で黒変などがないこと

マイクロサージェリーでよく使用される縫合法（図4-a、b）

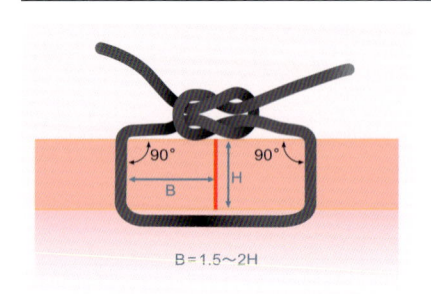

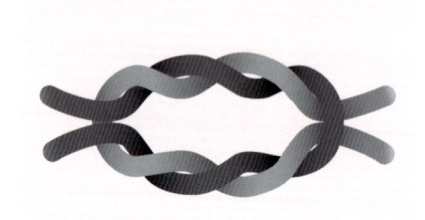

図4-a　縫合の原則。刺入、刺出は直角に行い、いわゆるバイトサイズ(B)は、弁の厚み(H)の1.5～2倍とする。ほとんどテンションのない場合は、1重～1重のスクエアノット（角結び）で縫合。

図4-b　二重～二重の角結びはイングリッシュサージャンノットとも呼ばれ、よく使用される。必要最小限のテンションコントロールを心がける。

図4-a｜図4-b

ペリオドンタルマイクロサージェリーの応用

　Pecoraらの根尖切除についての研究によると、痛みや腫脹に関してマイクロスコープ使用時にはほぼ48時間以内に消失し、不使用時と比べて外科後の不快症状が有意に少ないことが報告されている。外科的歯内治療の分野でのマイクロスコープの使用における低侵襲、疼痛腫脹の少なさ、治癒の早さといった利点は歯周外科治療やインプラント周囲の軟組織のマネージメントにおいても同様に生かせるものと推測される。Sahnelecは、外科用マイクロスコープを歯周外科治療に使用した治療をペリオドンタルマイクロサージェリー(periodontal microsurgery)と定義して、90年代初めより臨床応用を行っているSahnelecは、ペリオドンタルマイクロサージェリーの利点として①治癒の早さ、②痛み、腫脹の少なさがあげられ、その結果として患者が術後の不快感を訴える事はほとんどなく、たとえ複数回手術が必要な場合でも手術を承諾しやすくなるため、③患者からの受け入れられやすさを指摘している。

　インプラント治療などでは手術回数は複数回行われることがしばしばあり、この点で応用価値も高い。

　マイクロスコープ下での鋭利な切開により挫滅創をなくし、最小限のテンションコントロールにより死腔を生じずに創面を一次閉鎖することにより、治癒の早さや、疼痛、腫脹の少なさが可能となる（図4）。主に上皮下結合織を歯肉弁で挟み閉鎖創の達成を試みるような付着歯肉増大術や歯槽堤増大術、根面被覆などに応用されることが多く、これら歯周形成外科では一次閉鎖により、術後の瘢痕組織を最小限に抑えることが可能となり良好な審美結果が得られるため、この点からも最適と考える。また拡大下では術野の範囲も小さくすることができ、エステティックゾーンにおける歯間乳頭に限局した形成外科などの繊細な外科も可能となる。

アバットメント貫通手術におけるマイクロサージェリー

　一般的にアバットメント貫通手術以後のインプラント周囲粘膜は退縮傾向にあり、以前の手術で獲得した組織は、アバットメント貫通手術後は減少することはあっても増えることはないと思われる。たとえば、この手術時

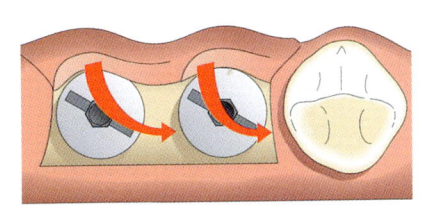

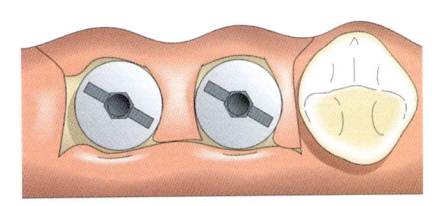

図5 Palacciの歯間乳頭再生術。（文献5より引用）。

歯間乳頭再生術臨床例（図6-a～e）

図6-a	図6-b
図6-c	図6-d

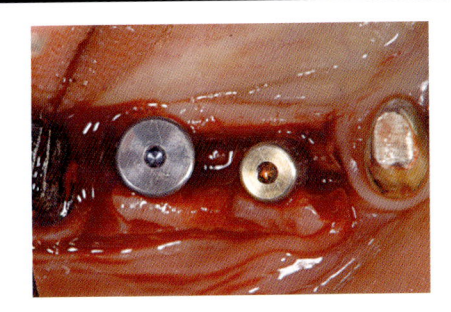

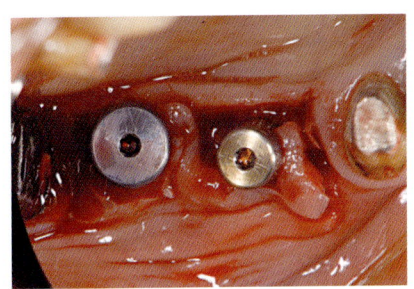

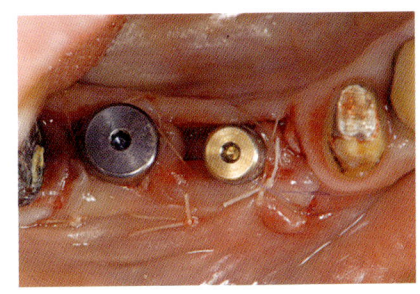

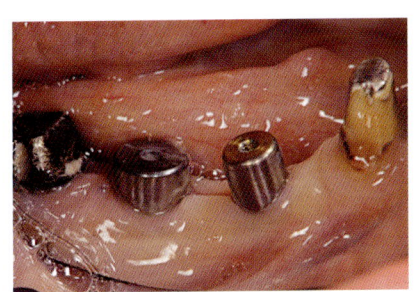

図6-a～d 歯間乳頭再生術臨床例。本症例のように薄い歯肉の場合、特にインプラント間の歯間乳頭は思ったように作ることは困難なことが多い。

図7 Z形成術。三角弁を入れ替えて形成したい範囲の方向を立体的にコントロールすることができる。

に前述のインプラント周囲粘膜の審美性に掲げたような歯間乳頭を造成するということは困難をきわめる。これについてPalacciは、有茎弁を回転させることで対処している（図5）。軟組織の厚い症例においては有効と考えられるが、組織の薄い場合には有茎弁のベースに当たる部分が小さく、それに比して有茎弁の長さが長くなるため、先端部分すなわち歯間乳頭を形成する部分への血液供給は大変デリケートなものになると考えられ、思ったように歯間乳頭形成ができないことも経験するところである（図6）。

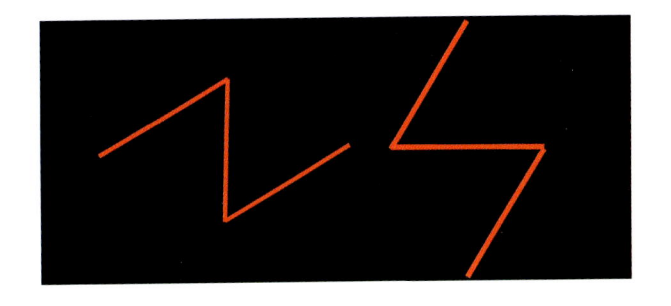

歯間乳頭再生術においては確かに有茎弁による形成術が有効と考えられるが、血液供給の観点からは三角弁の入れ替えすなわちZ形成術の応用が有利であろうと考えられる（図7）。さらにこれを達成するためには、インプラント－インプラント間の3mm、インプラント－天然歯間の2mmという狭い範囲においては、弁の形成や、取り扱い、縫合などでペリオドンタルマイクロサージェリーの応用が有効であると考える（図8）。

三角弁の入れ替えによるアバットメント貫通手術の一例（図8-a〜l）

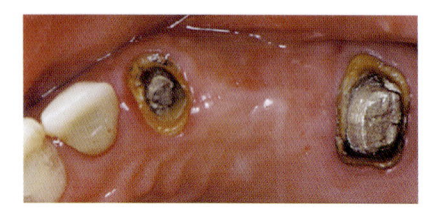

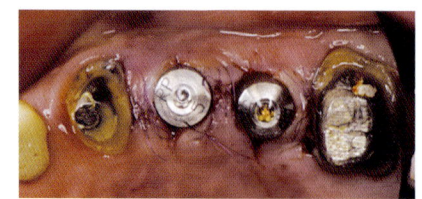

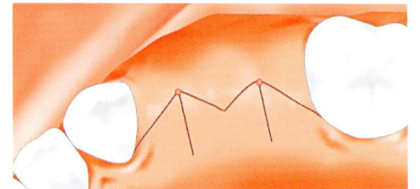

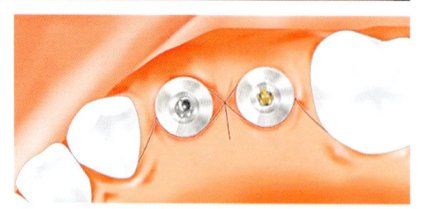

図8-a〜l　三角弁の入れ替えによるアバットメント貫通手術の一例。図のような三角弁は血液供給の観点から有利であると考える。また狭い範囲での弁の取り扱いや縫合にはペリオドンタルマイクロサージェリーの応用が有効であると考える。

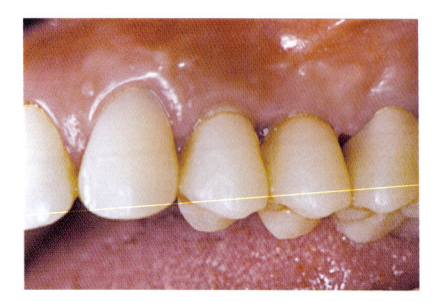

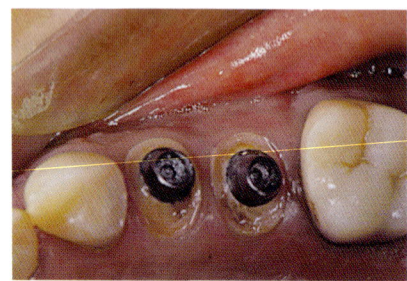

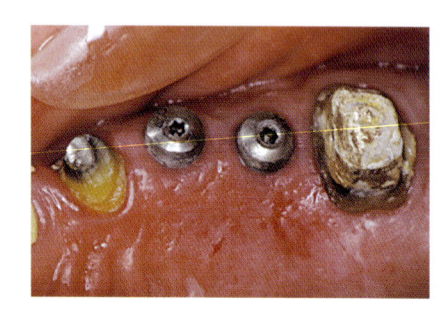

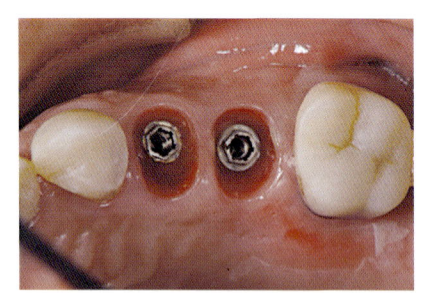

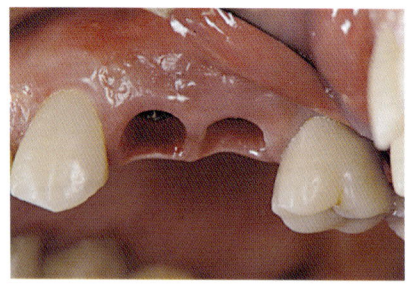

図8-a	図8-c	
図8-b	図8-d	
図8-e	図8-f	図8-g
図8-h	図8-i	
図8-j	図8-k	図8-l

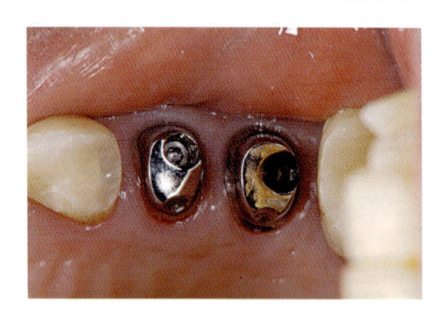

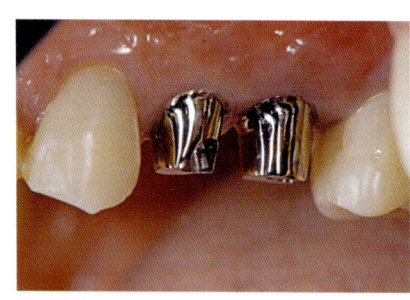

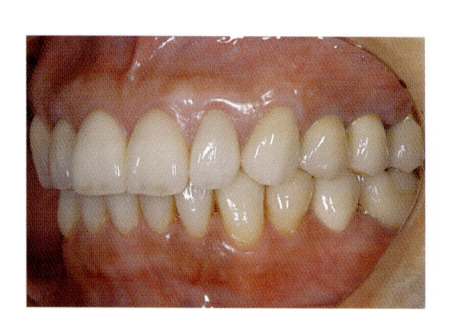

ソケットプリザベーションとマイクロスコープの使用

　図3に挙げたインプラント周囲組織の審美性のうち、④適切な歯肉の豊隆度合いを各々の歯が有していることは、インプラント修復物に自然感を与えるため、また術後の歯肉退縮を可及的に防ぐといった観点からも重要である（図9）。ハイスマイルラインを持つ患者において、中切歯1本の抜歯即時インプラント治療を行う際には、術後のインプラント周囲組織の豊隆度合いが反対側の中切歯の歯根豊隆と同程度で調和していることが自然感の有無を左右する一因子であると考える（図10）。

　抜歯後の歯槽堤の変化についてはCarlssonをはじめ多くの研究があり、たとえば最近の研究ではSchroppらは、抜歯後の12ヵ月の間に歯槽骨頂の幅は50％減少したと報告している。実際の臨床では大きな根尖病変や歯根破折

図9a、b　上顎前歯部の各歯における歯根豊隆の程度。中切歯、犬歯で著明。側切歯においてもわずかに認められる。

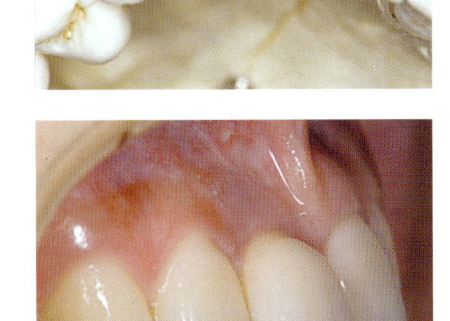

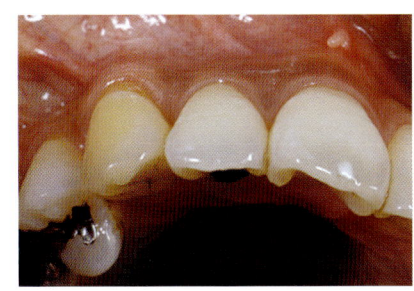

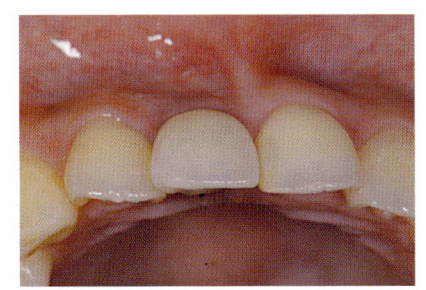

図10a、b　他院でのインプラント治療例(1)。良好な修復物であるが歯根豊隆が|1と調和がとれているとは言い難い。

ソケットプリザベーション(ソケットグラフト)テクニック症例(1)(図11-a〜e)

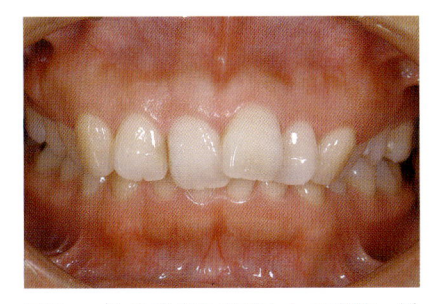

図11-a　|1の前突を主訴として来院。矯正を勧めたが受け入れられず、同歯を抜歯しブリッジにて治療を行う計画をした。

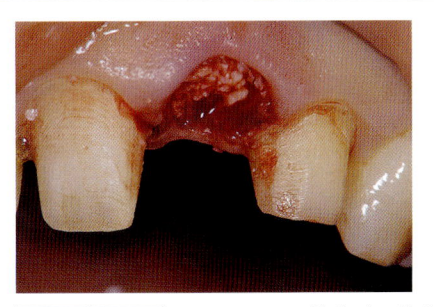

図11-b、c　抜歯時に抜歯窩に骨補填材を充填し上部を遊離歯肉で閉鎖し7-0の吸収性縫合糸で8糸縫合した。

図11-d、e　術後3ヵ月でオールセラミックによるブリッジ修復を行う。欠損歯の顎堤も有歯部の歯肉と同様の歯肉のレベル、豊隆となり自然感が得られた。

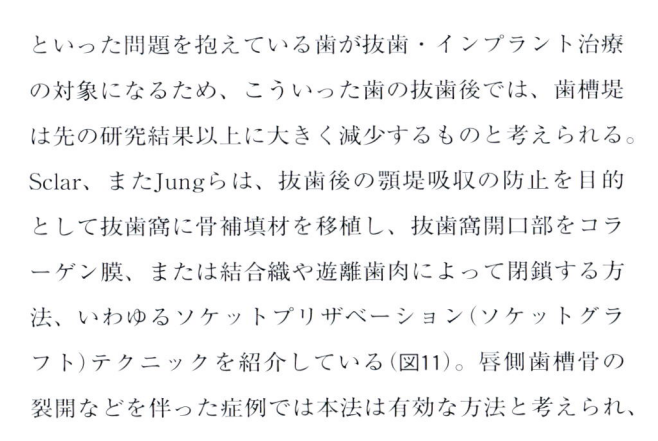

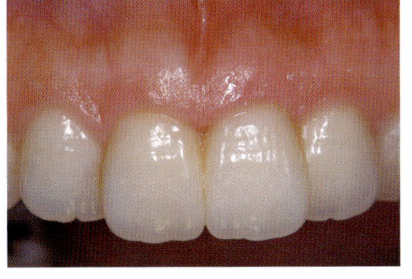

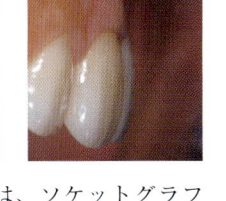

といった問題を抱えている歯が抜歯・インプラント治療の対象になるため、こういった歯の抜歯後では、歯槽堤は先の研究結果以上に大きく減少するものと考えられる。Sclar、またJungらは、抜歯後の顎堤吸収の防止を目的として抜歯窩に骨補填材を移植し、抜歯窩開口部をコラーゲン膜、または結合織や遊離歯肉によって閉鎖する方法、いわゆるソケットプリザベーション(ソケットグラフト)テクニックを紹介している(図11)。唇側歯槽骨の裂開などを伴った症例では本法は有効な方法と考えられ、同部へインプラントを埋入する場合は、ソケットグラフト後4〜5ヵ月の治癒を経て行うことになる(図12)。

抜歯後歯槽骨が完全に保存されているような症例においては、抜歯即時インプラント埋入手術が治癒期間短縮や審美的な観点から適応になると考えられるが、このような場合、LandsbergやMischが提唱しているいわゆるソケットシールサージェリーを行うことで、安全に高い審美性を獲得することができるものと考える。ソケットシールサージェリーはソケットグラフトを応用した手術

ソケットプリザベーション(ソケットグラフト)テクニック症例(2)唇側骨の吸収している症例への対応(図12-a〜c)

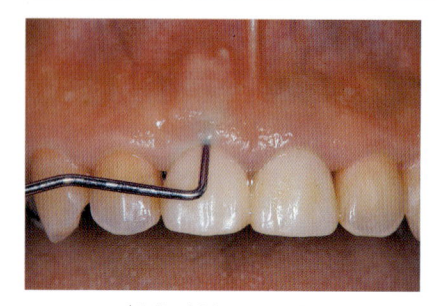

図12-a 1歯根破折により唇側骨の吸収を認める。

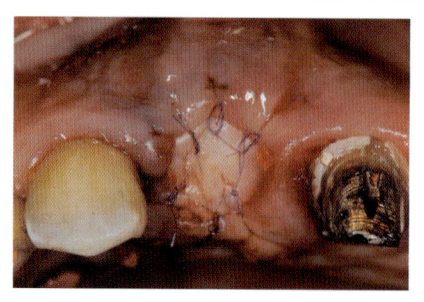

図12-b 骨裂開部に吸収性膜を設置し、骨補填材を抜歯窩に填入後、抜歯上部を遊離歯肉により縫合閉鎖する。

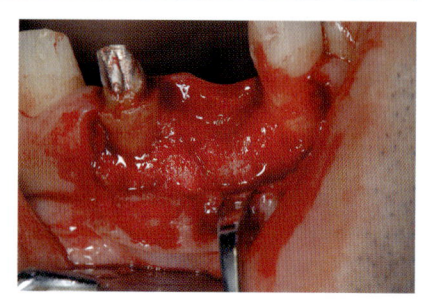

図12-c インプラント埋入時の同部の骨の状態。裂開部にも骨で満たされていることが確認できる。

ソケットシールサージェリー症例(図13-a〜l)

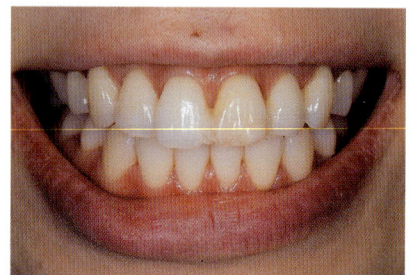

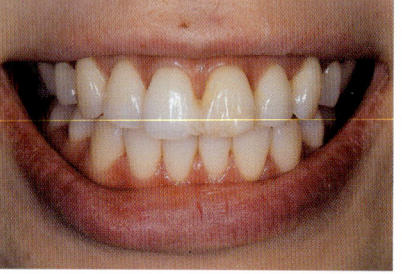

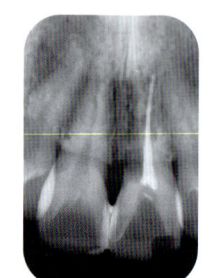

図13-a│図13-b

図13-a、b 数年前に交通事故で1を完全脱臼、他院にて再植、根管治療を受けた。最近違和感を覚え来院。エックス線写真にて歯根吸収を認める。薄い歯肉であり、可及的に組織保存に努める必要があり、ソケットシールサージェリーを利用した抜歯即時埋入によるインプラントを計画する。

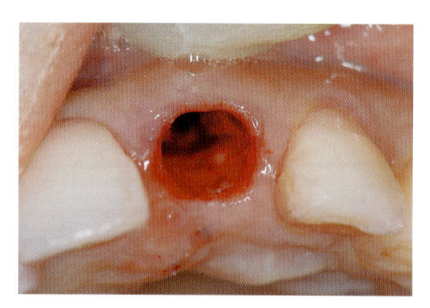

図13-c マイクロスコープ下で非侵襲的に抜歯する。影のない明るい視野のもと、根尖付近から抜歯窩開口部まで焦点深度を変化させて観察し、不良肉芽を確実に除去する。

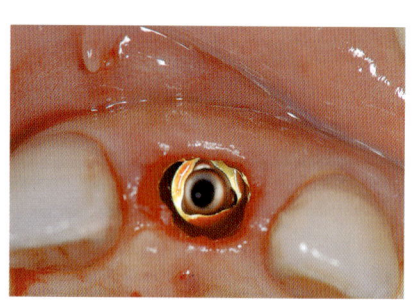

図13-d│図13-e

図13-d、e フラップレスでインプラントを埋入、ギャップの上部に自家骨を填塞し、遊離歯肉で抜歯窩を封鎖する。

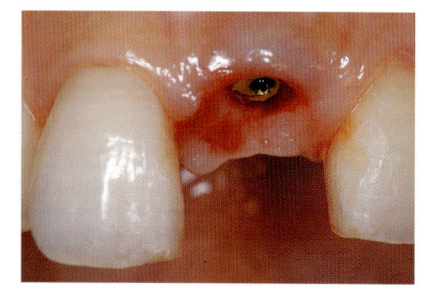

図13-f インプラント埋入後4ヵ月経過、二次外科手術としてパンチアウトする。

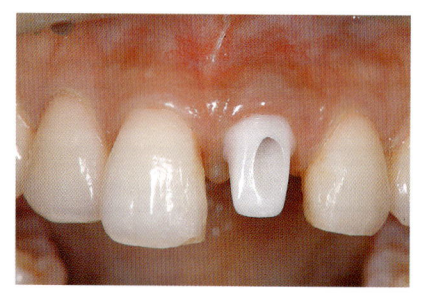

図13-g│図13-h

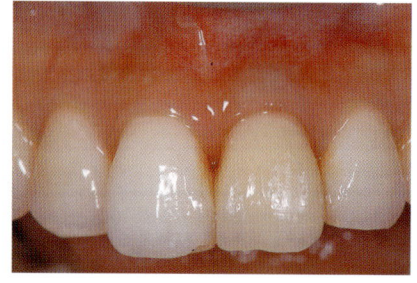

図13-g、h 周囲粘膜の黒変を避けるために、ジルコニアのカスタムアバットメント(プロセラ)を装着しプロビジョナルクラウンを約6ヵ月間、周囲組織の安定を観察する。

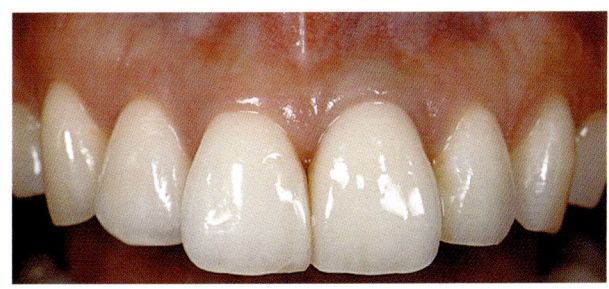

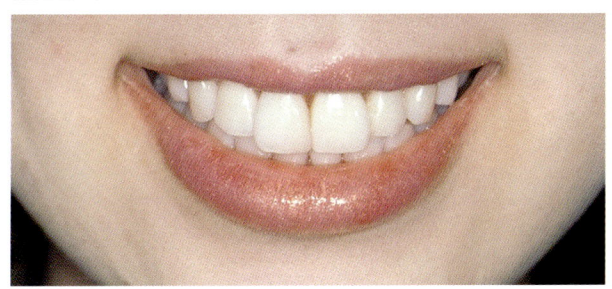

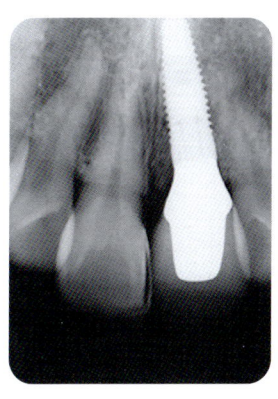

図13-i〜k　術後1年。審美的に満足できるインプラント修復となっている。

法であり、抜歯と同時のインプラント埋入に際しインプラント周囲のいわゆるギャップに骨補填材を填入し、上部の抜歯窩開口部を結合織や遊離歯肉により閉鎖する方法であり、抜歯即時インプラント治療後の周囲組織保存に有効である。

予後不良歯の抜歯に際し周囲組織に余計なダメージを与えることなく抜歯を行うこと、抜歯窩内の不良肉芽の完全除去、唇側歯槽骨の欠損の確認、精確なインプラントプレースメント、抜歯窩上部の遊離歯肉による完全閉鎖といった手技は拡大下で行うことで確実なものとなる。マイクロスコープを使用することで、抜歯窩内は影のない明るい視野が確保され、根尖付近から抜歯窩の開口部まで焦点を変えて仔細に観察することができるため、先述の各ステップをフラップレスでストレスなく行うことが十分可能となる（図13）。

まとめ

たとえ十分に軟組織を造成することができたとしても、アバットメント貫通手術以降は通常インプラント周囲組織は減少するのみとなってしまうことを臨床でよく経験する。

今回、症例を通してインプラントの周囲軟組織に対するマネージメントについて以下のように結論づけたい。

1）インプラント埋入やアバットメント貫通手術などでは硬軟組織の保存を最大限に図ることが重要である。
2）手術用マイクロスコープを応用したインプラント治療は繊細な組織の観察を可能にし、インプラント周囲粘膜に対して低侵襲による組織保存と高い審美性の獲得を確実なものにすることができる。

参考文献

1. Shanelec DA, Tibbets LA. Recent advances in surgical technology. In : Newman MG(ed) : Clinical Periodontology. 9 ed. Philadelphia, Saunders, 2002.
2. Pecora G, Adreana S. Use of dental operating microscope in endodontic surgery. Oral Surg Med Oral Pathol 1993 ; 75(6) : 751-758.
3. Shanelec DA. Periodontal microsurgery. J Esthet Restor Dent 2003 ; 15(7) : 402-408.
4. 吉江弘正, 宮本泰和編著. 再生歯科のテクニックとサイエンス. 東京：クインテッセンス出版, 2005.
5. Patrick P. Esthetic implant dentistry. Quintessence Publishing, Chicago, 2001.
6. Sclar AG. Soft tissue and esthetic considerations in implant therapy. Quintessence Publishing, Chicago, 2003.
7. Jung RE, Siegenthaler DW, Hammerle CH. Postextraction tissue management : a soft tissue punch technique. Int J Periodontics Restorative Dent 2004 ; 24(6) : 545-553.
8. Schropp L, Wenzel A, Kostopoulos L, Karring T. Bone healing and soft tissue contour changes following single-tooth extraction : a clinical and radiographic 12-month prospective study. Int J Periodontics Restorative Dent 2003 ; 23(4) : 313-323.
9. Misch CE, Dietsh-Misch F, Misch CM. A modified socket seal surgery with composite graft approach. J Oral Implantol 1999 ; 25(4) : 244-250.
10. Landsberg CJ. Socket seal surgery combined with immediate implant placement : a novel approach for single-tooth replacement. Int J Periodontics Restorative Dent 1997 ; 17(2) : 140-149.

インプラント周囲軟組織に対する歯周形成外科の応用

Application of Periodontal Plastic Surgery

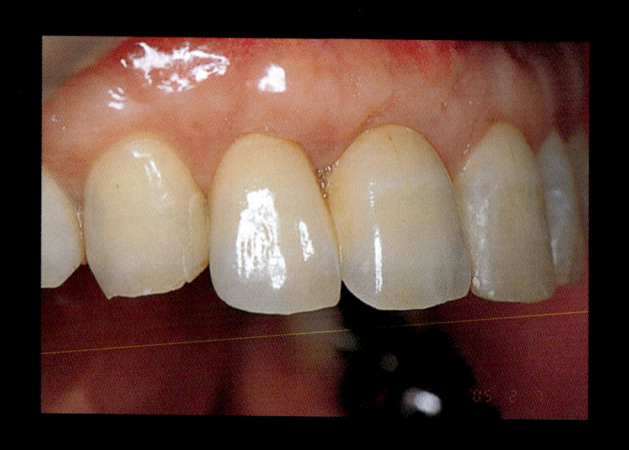

夏堀礼二
夏堀デンタルクリニック

Reiji Natsubori
(Natsubori Dental Clinic)

はじめに

　機能的なインプラント治療が高い予知性を持ち、欠損補綴のオプションとして確立しているのは周知のことである。しかし、患者の要求が高まればそれに応えるべくさまざまなテクニックを駆使し、ティッシュマネージメントを行って、審美的なインプラント治療を提供するわけであるが、良好な結果を得るためには、十分な診査を行い、正しい診断を下し、患者の要求を満足させられる治療計画を立てることが重要になってくる。もちろんそれに必要な術式のテクニックスキルも必要であるが、昨今アメリカを中心とした審美インプラント治療に対して、長期間にわたる審美性の持続が困難なケースが出てきているという。これらは症例選択の段階で、その治療計画に無理があることが多く、早期に失敗という症例も少なくないと思われる（図1、2）。そこで今回はインプラント周囲軟組織に焦点をあて、その経時的退縮変化が認められたものとそうでないものを比較考察し、それによって、歯周形成外科を応用することで中・長期的に良好な結果が得られたので報告、解説した。

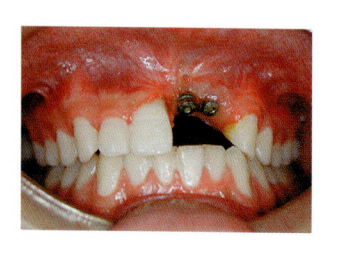

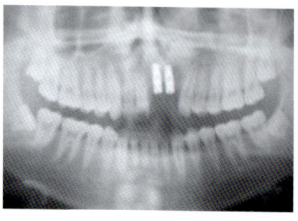

| 図1 | 図2 |

図1、2　埋入と同時にGBRを行ったが、感染を起こし、フィクスチャーの頭部が露出している。対処法としては、補綴的に歯肉と歯冠を作製するか、インプラントの除去、再移植、再埋入するかしかないと思われる。

症例1　薄い歯周組織の症例

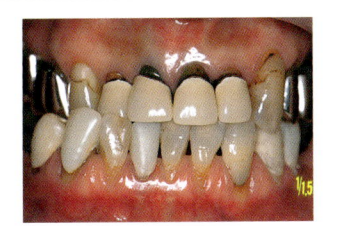

症例1-a　薄い歯周組織の症例。著しい歯肉退縮が認められる。

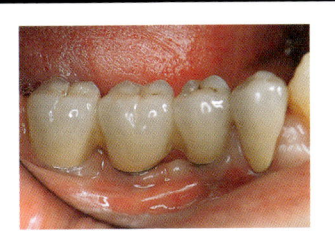

症例1-b　7 6 5̄部に3本のインプラント補綴を行った。

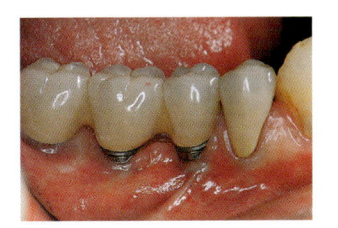

症例1-c　上部構造装着1年後。軟組織の退縮が認められる。

症例2　中程度の厚さの歯周組織の症例

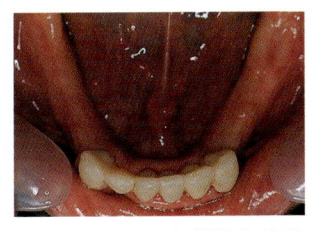

症例2-a　中程度の厚さの歯周組織の症例。欠損部歯槽堤には非可動性角化粘膜が存在する。

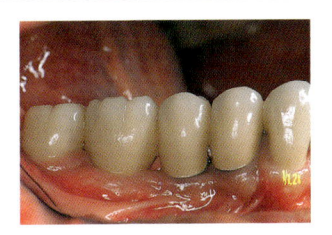

症例2-b　症例2-c

症例2-b、c　上部構造装着後1ヵ月。プロビジョナル3ヵ月使用後に最終印象した。

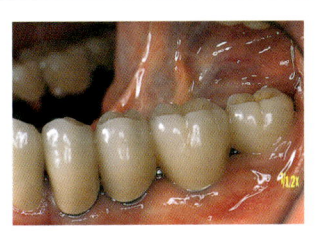

症例2-d　症例2-e

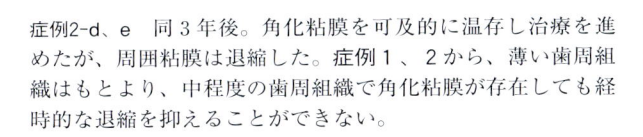

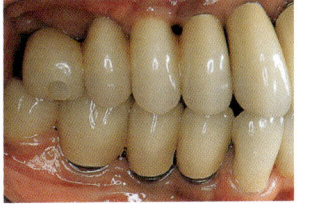

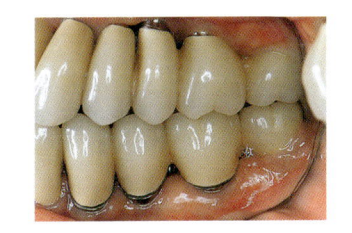

症例2-d、e　同3年後。角化粘膜を可及的に温存し治療を進めたが、周囲粘膜は退縮した。症例1、2から、薄い歯周組織はもとより、中程度の歯周組織で角化粘膜が存在しても経時的な退縮を抑えることができない。

インプラント上部構造装着後の周囲軟組織の退縮

　インプラント周囲軟組織の補綴後に経時的に退縮することは、多くの報告があるように筆者も経験している（症例1、2）。しかし、症例3では、GBR後にMGJの歯冠方向への移動により増大した可動粘膜を遊離歯肉移植を行ったことにより、周囲粘膜の角化組織の幅・厚さが獲得され、さらに口腔前庭に瘢痕形成されたことにより退縮が起こりにくかったと考えられる。つまり、インプラントにおいても、天然歯における歯肉が厚いか歯槽骨が厚い症例、または意図的に厚くした症例は退縮が起こりにくいということ（Meynard）と一致する。

インプラント周囲に厚く幅広い非可動性粘膜が必要か

　Wennstromらによれば、角化粘膜の幅が2mm未満と2mm以上のものとを比較して、両者間でプラーク指数、歯肉炎症指数などの臨床的評価に差がなかった。一方でWarrerらによれば、角化組織の欠如したインプラント周囲は、角化組織のある部位より、プラーク由来の組織破壊に対して抵抗性が弱く、退縮や付着の喪失量が大きかった。インプラント周囲の健康を維持するために、インプラント周囲に非可動性の角化組織が十分に存在している必要があるとしている。このように、インプラント周囲の健康を維持するうえで、インプラントに角化歯肉様の非可動性粘膜が必要であるか否かについての定まった見解はない。しかし上部構造装着後の軟組織の退縮に

症例3　⎿5 6 欠損症例

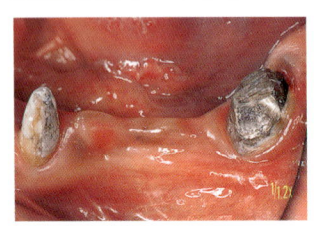

症例3-a　⎿5 6 欠損症例で2本埋入しプロビジョナル装着時に⎿8 を抜歯し、⎿7 部に追加埋入、⎿5 6 7 のインプラント補綴を計画した。

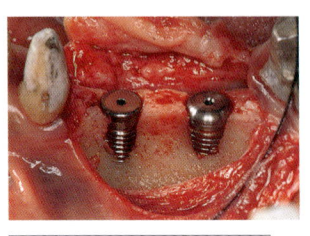

症例3-b　症例3-c　症例3-d

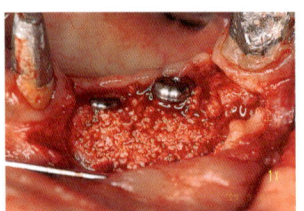

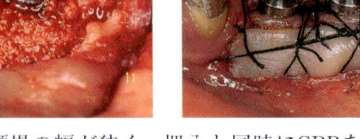

症例3-b〜d　顎堤の幅が狭く、埋入と同時にGBRを行った。二次外科時に十分な骨増生を確認、同時にFGGを行った。

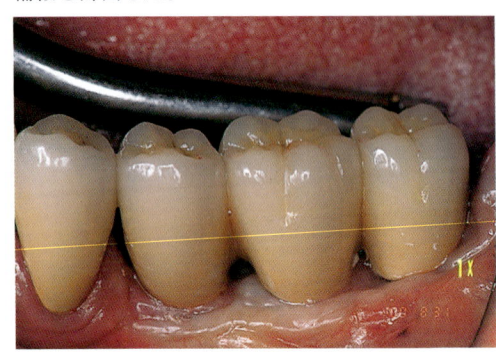

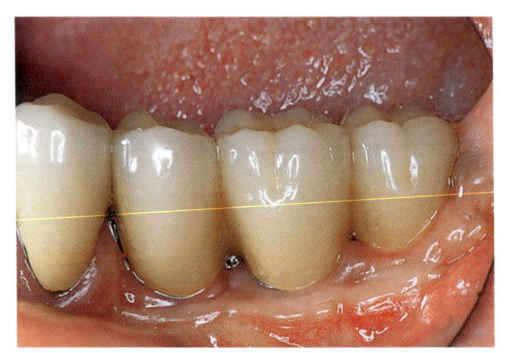

症例3-e　症例3-f
症例3-e、f　上部構造装着時と、その5年後。軟組織の退縮は認めれない。このように外科的なソフトティッシュマネージメントを行うことにより退縮が抑制されたのみならず、清掃しやすい質の高い周囲軟組織であると言える。

ついては、Bengaziらが述べているように、インプラント周囲軟組織に可動性が認められる部位では、非可動性部位と比較して、補綴物装着後の6ヵ月以内により多くの軟組織の退縮を認め、可動性の部位22％に2mm以上の軟組織の退縮がみられたとしている。このことから、補綴物装着後の軟組織の退縮を少なくするためには、インプラント周囲に非可動性の粘膜があることが好ましいといえる。そして、補綴物装着後の軟組織の退縮によるマージンやアバットメントの露出を避けるためには必要であり、とくに上顎前歯部などの審美領域における修復処置では、非常に重要になってくる。

歯周形成外科について

歯周外科の中で歯肉－歯槽粘膜手術は、治療的な処置ではなく、よりよい歯周環境をつくるための処置であるが、そこには審美的な目的も含まれており、おもにそれを目的に行う手術を歯周形成外科（Periodontal plastic Surgery）と言われることが多い。歯周形成外科には、付着歯肉の獲得と口腔前庭の拡張や小帯の切除などインプラント周囲の角化粘膜の増大、また、露出歯根の歯肉による被覆や支台歯の欠損側およびインプラント周囲に歯間乳頭様の形態をつくったり、ポンティック周囲の形態を増大させたりする術式がある。

1. 歯根面被覆

天然歯周囲の辺縁歯肉は生理的に加齢とともに歯肉退縮傾向にあるが、特に歯周組織の薄い症例では、歯周炎、外科侵襲、不適切なブラッシングや矯正治療などによって歯根露出をきたすことが多い。この露出根面を歯肉でカバーすることで、審美的改善また知覚過敏の軽減をはかるために、様々な歯周形成外科の術式が紹介されている。その中で歯肉弁側方移動術と結合組織移植術を応用し露出歯根面被覆を行った症例を提示する（症例4）。

2. 歯槽堤増大術

抜歯窩の治癒に伴い歯槽骨が吸収するため欠損部歯槽堤の陥凹が生じ、ブリッジによる欠損補綴を行うにあた

症例4　矯正治療後の歯肉退縮による根面露出治療症例

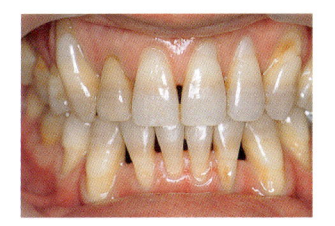

症例4-a　初診時。

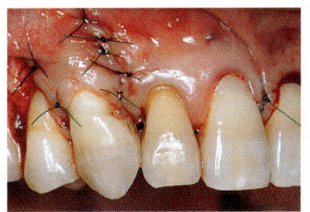

症例4-b｜症例4-c｜症例4-d

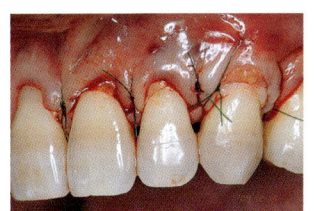

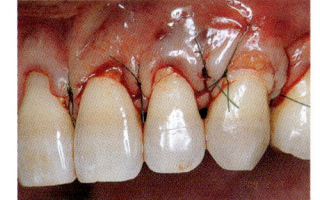

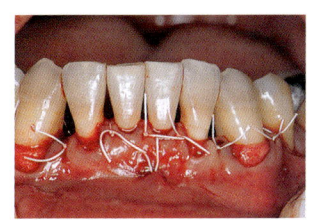

症例4-b〜d　遠方よりの紹介患者のため、手術を一回で行うよう希望。そのため右上3は側方弁移動術、|1 2 3と3￣|￣3はCTG（Langer変法）を行った。

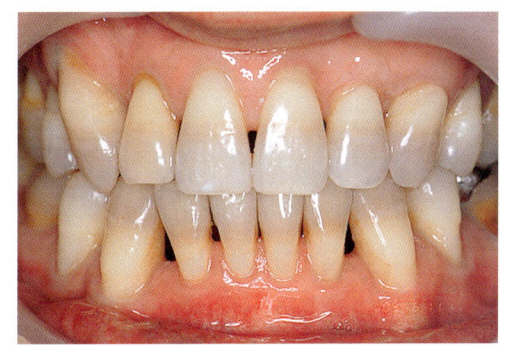

症例4-e　術後1年。

症例5　インプラントブリッジのポンティック部のRidge Augumentation

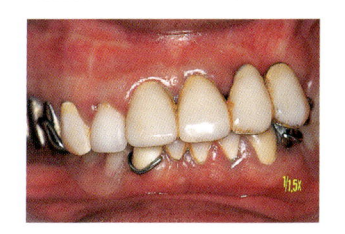

症例5-a　初診時。残存歯の歯周病、右下がり咬合平面など含め全顎的な治療が必要である。インプラントは1|部、|2 3 5 6部に5本埋入されたが、|1 4は治癒期間中、暫間的に保存しプロビジョナルの支台歯とした。

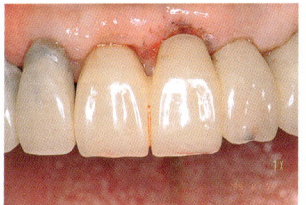

症例5-b｜症例5-c

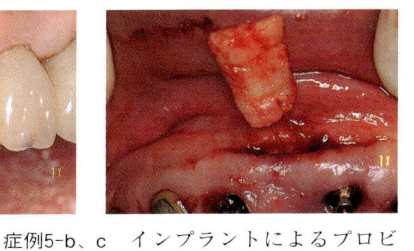

症例5-b、c　インプラントによるプロビジョナルが完成し同時に|1は抜歯されたが、ポンティック部の陥凹が生じた。このためポーチ法によるCTGを行った。

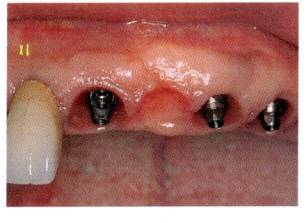

症例5-d　プロビジョナルで形成されたオベイトポンティックにより形成された軟組織。乳頭様組織の形成もなされた。

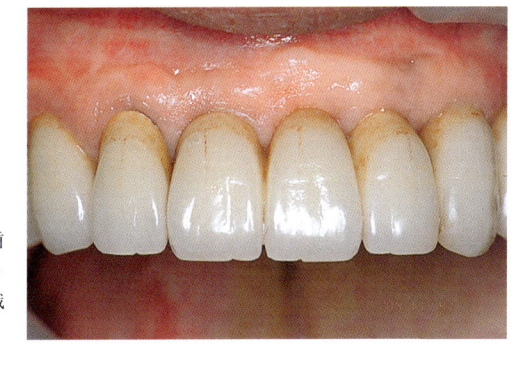

症例5-e　最終補綴装着後6年。天然歯部の歯間乳頭に比べ、左側インプラント部の乳頭は若干低いが、審美的な軟組織が獲得され、維持している。

り、しばしば審美障害をきたす場合がある。その場合、軟組織移植による欠損部歯槽堤の増大を行うことによって、欠損部の審美性を向上させることができる（症例5）。

インプラント周囲のソフトティッシュマネージメント

インプラント周囲粘膜の生物学的幅径は、インプラントのシステムの違い、機能圧をかける前後、インプラン

85

表1　歯間乳頭様組織のレベルを決定する因子

1	歯間部の骨の高さ（interproximal height of bone）
2	歯周組織のタイプ（scalloped or flat）
3	歯間部の骨頂とコンタクトポイントの距離
4	隣接歯間の歯間空隙の距離
5	歯冠の形態

表3　インプラント周囲のティッシュマネージメントを行う時期（文献5、6より引用、改変）

1	インプラント埋入前
2	インプラント埋入時
3	インプラント埋入後の治癒期間中
4	二次外科手術時
5	インプラントの外科的な露出後の治癒期間

表2　欠損部歯槽堤の術前評価

1	審美性 ・スマイルラインの高さ（high vs low） ・上唇線と歯と歯肉の露出度 ・隣接歯との歯頸線の調和 ・正中矢状面を基準とした咬合平面ならびに歯列の左右対称性
2	歯間組織のタイプ—thin-scalloped VS thick-flat ・軟組織の質と量
3	骨欠損—Seibertの分類—ClassⅠ、Ⅱ、Ⅲ ・残存骨の高さと幅、形態
4	補綴物のタイプ—固定性か可撤性か
5	患者の必要性

トのタイプあるいは材質や表面粗さの違いによっても変わることはないとしている見解と、1回法か2回法かのシステムの違いもあるといった見解がある。しかしいずれ多少の違いはあれ、インプラントにもいわゆる生物学的幅経3～4mmが必要であることには変わりはない。

インプラント周囲軟組織の審美性は辺縁歯肉だけではなく、papillaいわゆるインプラント間乳頭様組織の形態も重要である（表1）。そしてインプラント周囲の生物学的幅または3～4mmの軟組織の厚さも、歯間乳頭の形態も、いずれも長期的に維持・安定させるためには、下部の十分な骨に裏打ちされ厚い非可動性角化粘膜が存在している必要があるといえる。そこで上顎前歯部などの審美領域において、インプラント周囲の退縮の少ない長期的に安定した審美的な辺縁軟組織を獲得するには、なんらかのティッシュマネージメントが必要となる場合が多い。前述したように、十分な骨および軟組織が不足している場合には外科的に増大する必要があるし、増大後や増大の必要性がない症例においても、プロビジョナルを用いた非外科的なティッシュマネージメントも必要になる。

1. 外科的ソフトティッシュマネージメント

前述したように、インプラント上部構造装着後の周囲軟組織が退縮することから、角化粘膜が喪失し歯槽粘膜になっていたり、可動性の場合は軟組織移植を行い、十分な角化組織を持った非可動性粘膜に改善する。しかしこれらの手技を行う前に、表2に示すような評価を診断時にしておかなければならない。

また、ティッシュマネージメントを行う時期やタイミングも合わせて治療計画に考慮していく（表3）。軟組織増大手術は、二次外科手術前に終了させておくのが望ましく、二次外科時には最小限の手術侵襲に努める。そして、表4に示すような術式をその目的に合わせ、単独またはそれらの組み合わせで最大限の効果を得られるようにしていかなければならない。たとえば、十分な角化粘膜が存在する場合には、パンチのみで可及的に外科侵襲を抑えたり、Palacciの半月有茎弁切開法を用い極力軟組織の温存に努める。

もちろんそれ以前に骨増生の成否やインプラントの埋入位置（方向、角度、周囲の骨の厚さ、隣接する距離など）によって決定付けられる因子も多くあり、それが確立されていなければ、軟組織のみのマネージメントだけでは解決できないことも知っておかなければならない。これについては今回、割愛させていただく。

2. 非外科的なソフトティッシュマネージメント―プロビジョナルレストレーションの利用した軟組織の形成

通常1回法では埋入時、2回法では二次外科時にヒーリングアバットメントを連結するが、真円形であるため、

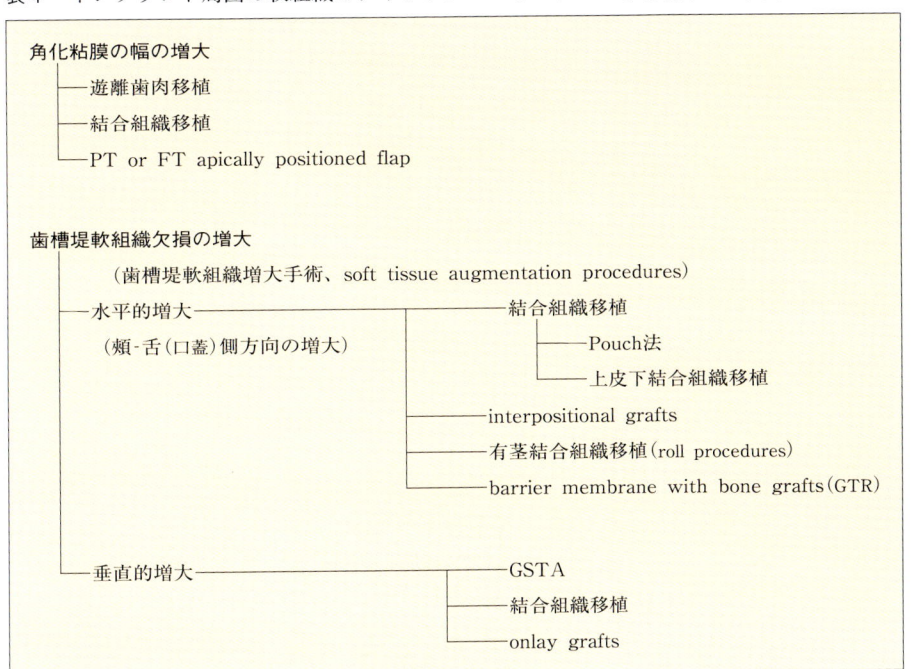

表4 インプラント周囲の軟組織のティッシュ・マネージメント（文献12より引用、改変）

```
角化粘膜の幅の増大
    ├─ 遊離歯肉移植
    ├─ 結合組織移植
    └─ PT or FT apically positioned flap

歯槽堤軟組織欠損の増大
    （歯槽堤軟組織増大手術、soft tissue augmentation procedures）
    ├─ 水平的増大 ──────────── 結合組織移植
    │   （頬-舌（口蓋）側方向の増大）     ├─ Pouch法
    │                                    └─ 上皮下結合組織移植
    │                          ├─ interpositional grafts
    │                          ├─ 有茎結合組織移植（roll procedures）
    │                          └─ barrier membrane with bone grafts（GTR）
    │
    └─ 垂直的増大 ──────────── GSTA
                              ├─ 結合組織移植
                              └─ onlay grafts
```

表5 インプラント周囲軟組織の審美的な形態改善する方法

1	GBRや骨移植などの骨再生療法または矯正的挺出により垂直的骨増大を図り、歯間部の骨の高さを歯冠側に増大する。
2	軟組織移植により軟組織の厚さとボリュームを増加させる。
3	プロビジョナルレストレーションによってsoft tissue sculptingを図り、適切なエマージェンスプロファイルを確立する。
4	最終補綴物により歯間部骨頂とコンタクトポイントの距離を減少させる。

修復すべき歯牙の解剖学的形態を再現できない。そこでプロビジョナルレストレーションによってsoft tissue sculptingと、適切なエマージェンスプロファイルを確立する。隣接面においては、歯肉縁下のカントゥアをオーバーにすると、歯間部軟組織は歯冠方向に移動する。こうして歯間乳頭様組織が十分に形成され、ブラックトライアングルの量が減少する。軟組織への圧接のストレスを避けるために、プロビジョナルレストレーションの装着当初は歯頸部のカントゥアは約30%ほど控えめにする。プロビジョナル装着直後はその圧迫により貧血帯が生じるが通常10分程度で消失する。それでも貧血帯が残っている場合には、圧迫が強すぎるためさらにカントゥアの調整を行う。約2週間後、辺縁組織が順応してきたら、隣接歯と調和のとれたプロビジョナルレストレーションのカントゥアを与える。また審美性の要求される部位では、6ヵ月以上プロビジョナルを装着し周囲軟組織の安定を待ってから、最終補綴に移行する。Thin-scalloped periodontiumの症例や広範囲への骨・軟組織移植増大手術を行った症例では、さらにプロビジョナル期間を延長する。

以上を踏まえてティッシュマネージメントを行い、困難とされる2本の連続するインプラントで比較的良好な結果が得られた症例を提示する（症例6、7）。

症例6　4̄3̄欠損症例

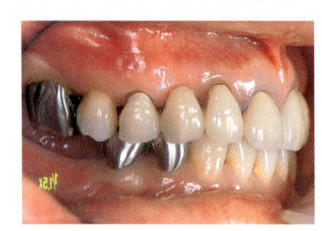

症例6-a　初診時側方面観。4̄歯根破折のためフィステルが認められる。抜歯後4̄3̄部に2本のインプラントを計画した。

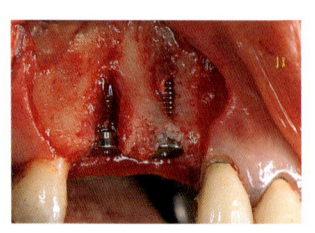

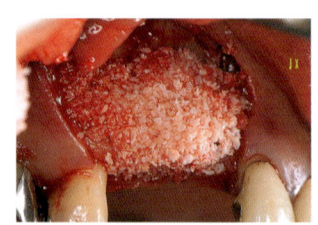

症例6-b｜症例6-c　症例6-b、c　骨幅が狭くフィクスチャーの裂開状の露出が認められる。そのため、吸収性膜を用い、GBRを行った。

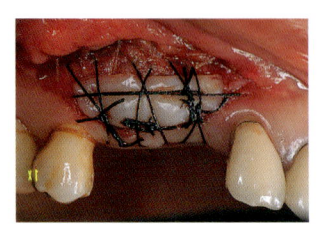

症例6-d　二次外科予定4週間前にFGGを行った。骨移植などの歯槽堤増大術を行うことで減張切開が余儀なくされ、そのためMGJが歯冠側に移動してしまう。これをAPF、FGG、CTGなどで改善する必要がある。

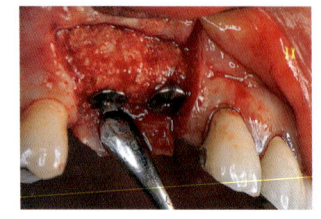

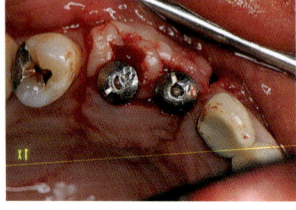

症例6-e｜症例6-f　症例6-e、f　二次外科時。GBRにより十分な骨幅が獲得された。角化粘膜を温存し乳頭様組織を得るためPalacciの半月切開法を用いた。

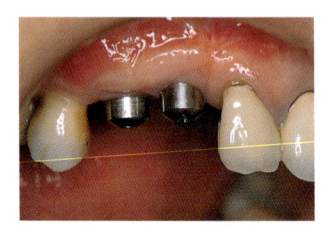

症例6-g　二次外科治癒後。

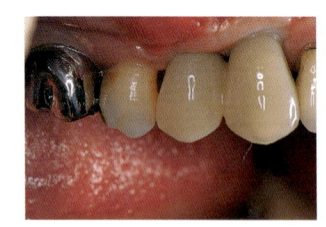

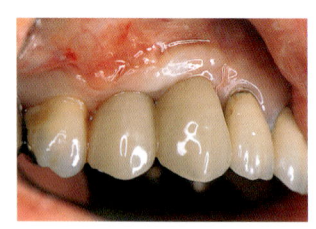

症例6-h｜症例6-i　症例6-h、i　プロビジョナル装着時口腔内写真。約3週後プロビジョナルによるSoft Tissue Sculptingを行ったことにより、歯間部が乳頭様組織によって満たされている。

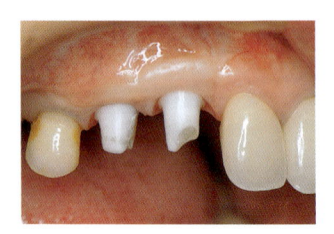

症例6-j　CAD-CAMによるセラミックアバットメントによりディスカラレーションのない審美生の高い軟組織が得られる。

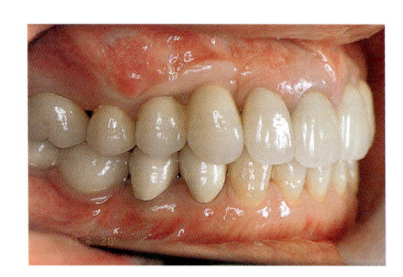

症例6-k、l　初診時より5年、最終補綴物装着後約2年。インプラント間乳頭が安定している。同X線写真。

症例6-k｜症例6-l

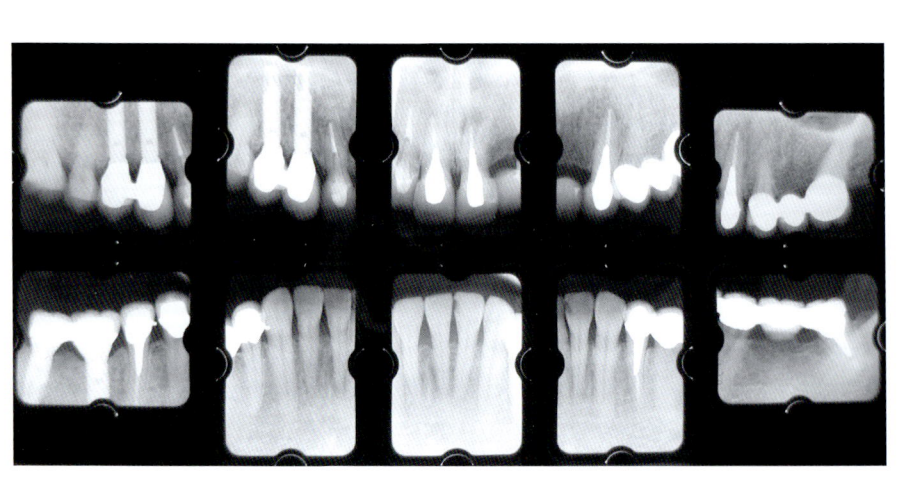

症例7　2 1 欠損症例

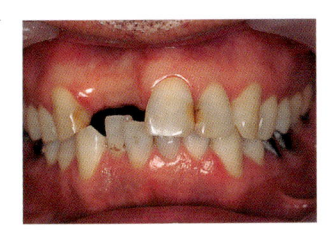

症例7-a、b　初診時正面観およびCT写真。2 1 欠損に対し、GBR後2本のインプラント埋入を計画した。

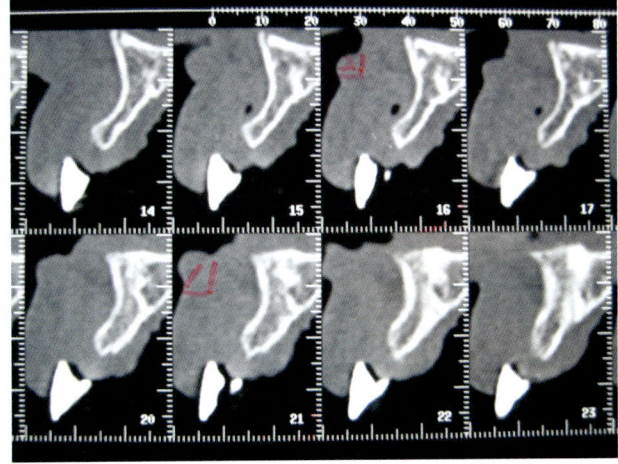

症例7-c～e　先に同時にCTGを行い軟組織を厚くし、ステージドアプローチによるGBRを行う。ブロック骨はオトガイ部より採取した。

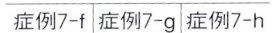

症例7-f～h　GBR後7ヵ月、サージカルガイドを用い2本のフィクスチャーを埋入する。インプラント間は約4mm、インプラント－天然歯間は1.5mmの距離が確保されている。

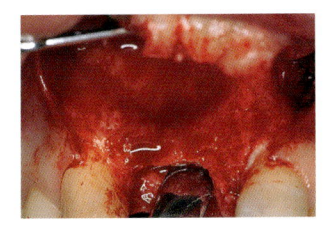

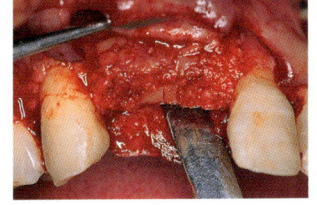

症例7-i、j　十分な歯槽骨および角化粘膜が存在する場合は、外科的侵襲を最小限にするためパンチングを行う。

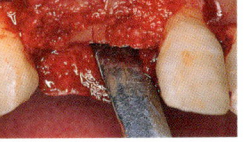

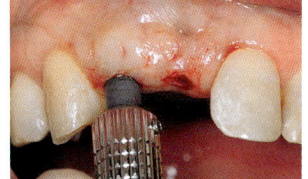

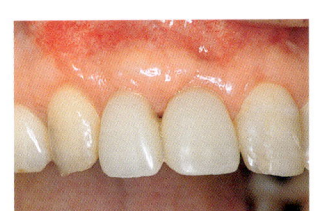

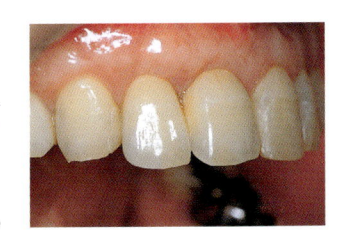

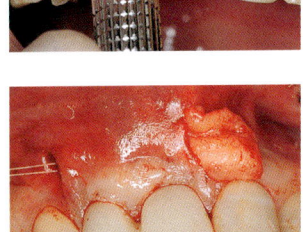

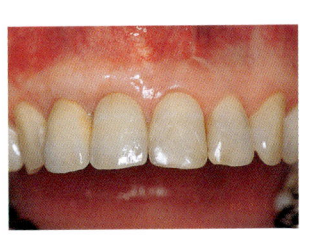

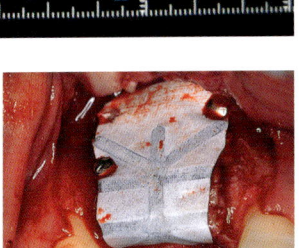

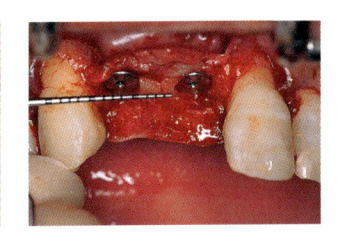

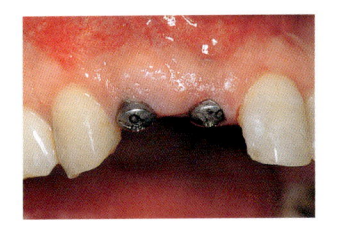

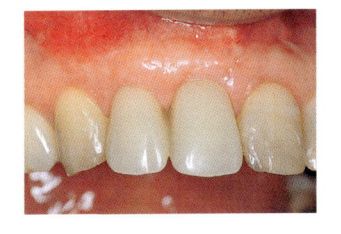

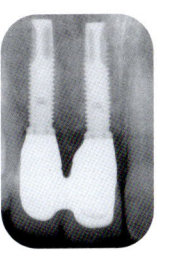

症例7-k～m　プロブジョナルによるSoft Tissue Sculptingを行うが、1 部の歯頸部付近の陥凹と乳頭様組織の獲得のためCTGを行う。移植後8ヵ月、審美性の高い周囲軟組織が得られた。

症例7-n～p　最終補綴後1年の口腔内写真およびX線写真。

まとめ

インプラント周囲軟組織のマネージメントについて稚拙ながら述べさせていただいたが、非角化粘膜および可動性粘膜部位では非可動性角化部位に比較し多くの退縮が認められたことから、審美性が重要な部位では十分な厚さの非可動性角化粘膜を獲得するためティッシュマネージメントが必要である。しかし、機能優先で審美性の必要がなければ、適切なメインテナンスを行い、さらにプラークコントロールを徹底できれば、インプラント周囲の角化粘膜の幅とその可動性はインプラント補綴の予後にさほど影響しないといった見解もあるため、審美性重視なのか機能性重視なのかを術前に見極めて治療するべきである。

今後、インプラント治療は補綴主導型から患者主導型治療(Patient Driven Treatment)へシフトするべきであると筆者は考える。望まれない、必要のない治療は患者に負担を強いるだけである。

参考文献

1. Bengazi F, Wennstrom JL, Lekholm U. Recession of the soft tissue margin at oral implants. A 2-year longitudinal prospective study. Clin Oral Implants Res 1996;7(4):303-310.
2. Bruno JF. Connective tissue graft technique assuring wide root coverage. Int J Periodontics Restorative Dent 1994;14(2):126-137.
3. Garber DA, Rosenberg ES. The edentulous ridge in fixed prosthodontics. Compend Contin Educ Dent 1981;2(4):212-223.
4. Grunder U. Stability of the mucosal topography around single-tooth implants and adjacent teeth:1-year results. Int J Periodontics Restorative Dent. 2000;20(1):11-17.
5. Hurzeler MB, Weng D. Periimplant tissue management: optimal timing for an aesthetic result. Pract Periodontics Aesthet Dent 1996;8(9):857-869.
6. Jovanovic SA. Bone rehabilitation to achieve optimal aesthetics. Pract Periodontics Aesthet Dent 1997;9(1):41-52.
7. Langer B, Calagna L. The subepithelial connective tissue graft. J Prosthet Dent 1980;44(4):363-367.
8. Maynard JG Jr, Wilson RD. Physiologic dimensions of the periodontium significant to the restorative dentist. J Periodontol. 1979;50(4):170-174.
9. Miller PD Jr, Allen EP. The development of periodontal plastic surgery. Periodontol 2000 1996;11:7-17.
10. Palacci P. Amenagement des tissus peri-implantaires: interet de la regeneration des papilles. Real Clin 1992;3:381-387.
11. Palacci P, Ericsson P, Engstrand P, Rangert B. Optimal Implant Positioning and Soft Management for the Branemark System. Chicago, Quintessence, 1994.
12. 佐藤直志. インプラント周囲のティッシュ・マネージメント. 東京:クインテッセンス出版, 2001.
13. Small PN, Tarnow DP, Cho SC. Gingival recession around wide-diameter versus standard-diameter implants: a 3-to 5-year longitudinal prospective study. Pract Proced Aesthet Dent 2001;13(2):143-146.
14. Warrer K, Buser D, Lang NP, Karring T. Plaque-induced peri-implantitis in the presence or absence of keratinized mucosa. An experimental study in monkeys. Clin Oral Implants Res 1995;6(3):131-138.
15. Wennstrom JL, Bengazi F, Lekholm U.The influence of the masticatory mucosa on the peri-implant soft tissue condition. Clin Oral Implants Res 1994;5(1):1-8.

シンポジウム3

木原敏裕
萩原芳幸

インターディシプリナリーアプローチにおけるインプラントの過去と現在

The Interdisciplinary Approach to Implant Dentistry —Past and Present

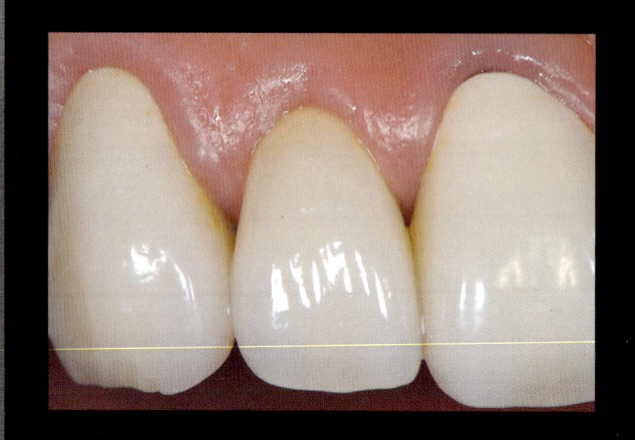

木原敏裕
木原歯科医院

Toshihiro Kihara
(Kihara Dental Clinic)

はじめに

　インプラントによる処置が歯科治療のオプションとして地位を確立してきた現在、将来的なことを考えると過去からの流れを理解した上でより確実な方向性を理解しておかなければ、多くの失敗例が出てくると考えられる。
　この項では、過去20年の歯科治療を振り返ることにより、現在の状況がどのようになっているのか、そして今後どのような方向性に歯科治療が進んでいくのかを考えるとともに、インターディシプリナリーアプローチを必要とする歯科治療の流れを整理してみたい。

1980年代前半：ペリオの時代（切除療法）

　日本の高度経済成長があった昭和40年代には近代歯科という名目でアメリカからPFMが導入され、歯科医院は自費治療での補綴を数多く行ってきた。しかし、上部構造にばかり目がいき、基本的な初期治療にあまり重点を置いていなかったため数年後、再治療となるケースが数多く見られるようになった。そうした時期にやっとエンドやペリオの重要性に気づき、初期治療や歯周外科に対して焦点が当てられるようになってきた(症例1、2)。
　筆者は1981年大学卒であり、卒直後はペリオがやっと臨床の中で認められはじめた時期であったように思われる。しかし現在の状況とは違い、切除療法による治療が主体で炎症抑制のみに焦点が当てられた時代であり、歯肉や骨に対して問題のある部位を切除することが治療の基本であるという考えであった。1982年に米国に滞在したが、その時もまだインプラントに対する考え方は消極的であり、基本治療を中心とするオーソドックスな治療が行われていた。

症例1

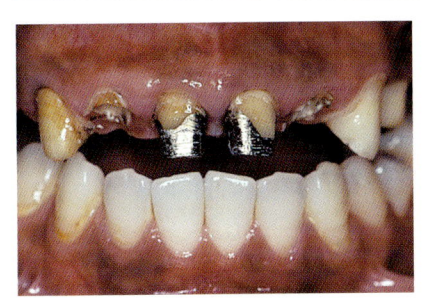

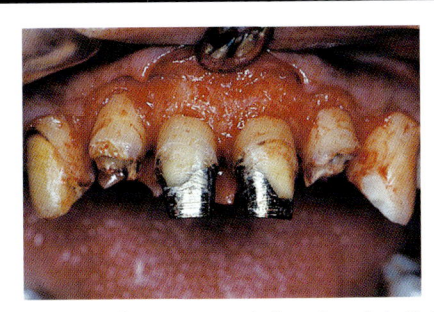

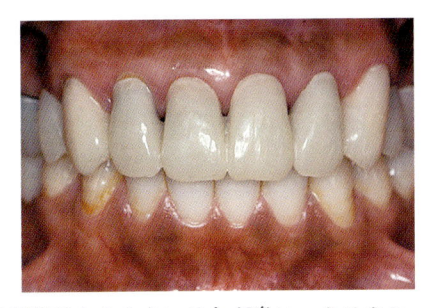

| 症例1-a | 症例1-b | 症例1-c |

症例1-a〜c　修復物が装着されているとその中の支台歯の状態はわからないことが多い。クラウンを外してみると二次カリエスや歯周病が進行していることも多く、支持組織に対する配慮がなされていないことにより医源性疾患となっているケースも多い。切除療法によるバイオロジックウィズ（生物学的幅径）の確保を行い、生体が補綴物を受け入れる環境を整える。

症例2

| 症例2-a | 症例2-b |

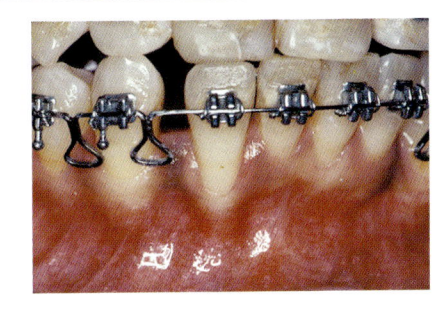

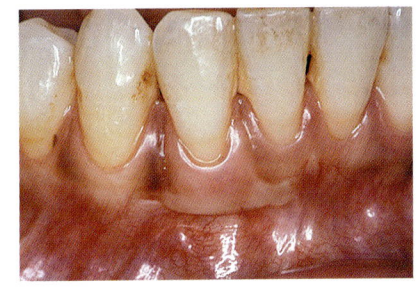

症例2-a、b　付着歯肉がないことにより歯ブラシが困難な状態となっている。上顎の口蓋側からの歯肉移植を行うことにより環境の改善を行う。

1980年代後半：歯周補綴全盛期

　初期治療の重要性に気づき本来あるべき歯科治療の構築がなされてきた。ペリオと補綴との融合がなされ、歯周補綴というものが歯科医師にとって最終的にたどり着くべきゴールとして意識され始めてきた。

　できるだけ歯を抜かずに残存している天然歯を利用してクロスアーチスプリンティングで咬合の回復を行っていた（症例3）。

　時代は歯を抜かずに治療をする歯科医院が良い医院だとマスコミでも言われ、いかに歯を保存して固定式の補綴物を装着するか、ということに注目が集まった頃である。20年経った今、考えてみるといかに無理をして歯を保存してきたか、ということが自分への反省となる。本当は抜歯をしてより安全な支台歯を残し動揺性のない歯を使っての補綴が安心であるにもかかわらず、無理な状態で歯の保存をしていたように思われる。リコールを繰り返している中で当然予知性の低い支台歯は問題を起こし、その結果再度大掛かりな治療が必要になることが多くなってきた。このあとインプラントの導入がなければ、次の時代へと移行する歯科治療はありえなかったように考えられる。

1990年代前半：インプラント創世期

　オッセオインテグレーションインプラントが臨床で適応できるようになり、歯科医療にとって大きな変革期を迎えた。過去の不安定な支台歯を残して連結するのではなく、インプラントによりしっかりとした支台歯を作り、予知性の高い状態で治療を終えることができるようになった。創世期には賛否両論あったが、適応症を選択することにより臨床の中で必要不可欠であることが明白になってきた（症例4、5）。

　インプラント使用当初はただ臼歯部欠損のケースに固定式の補綴物が入り噛めるようになればよい、という程

症例 3

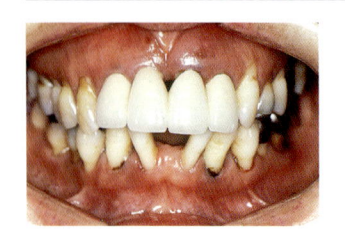

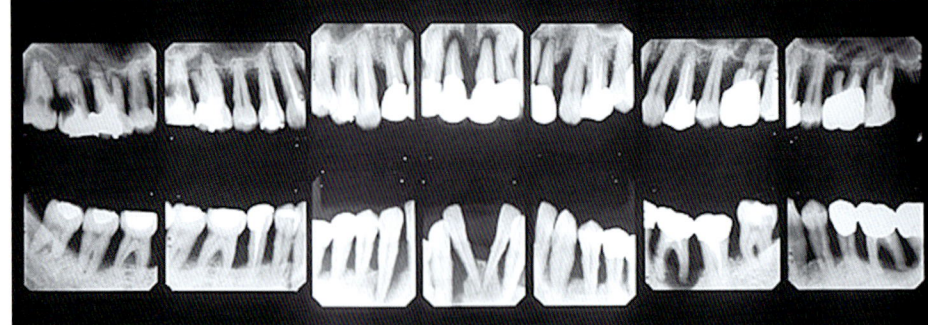

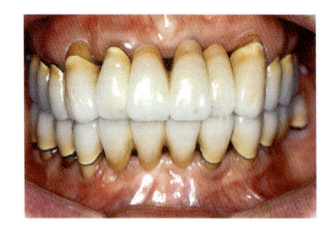

症例3-a	症例3-b
症例3-c	症例3-d

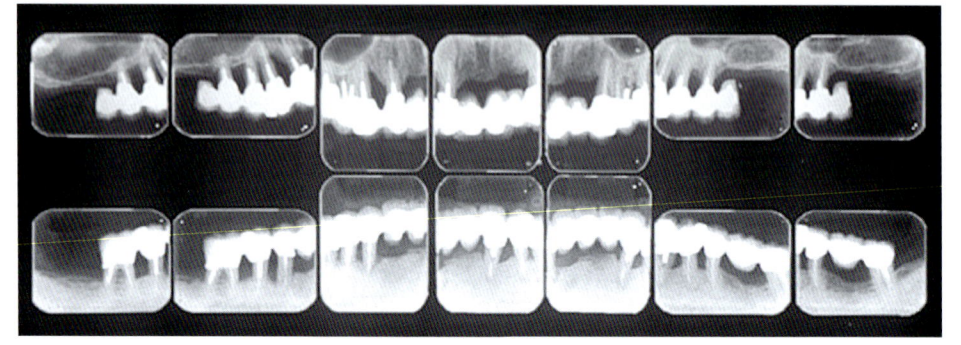

症例3-a〜d　歯周補綴。42歳の女性。天然歯が29本存在しているが歯周病が進行し、ほとんどの歯が保存不可能となっている。歯周治療を行い、数本の歯で連結することにより歯周補綴を終えた。オッセオインテグレーションタイプのインプラントがなかった時代では、天然歯を連結して固定性の補綴物を作製することが歯科治療の最終到達地点だと考えられていた。

症例 4

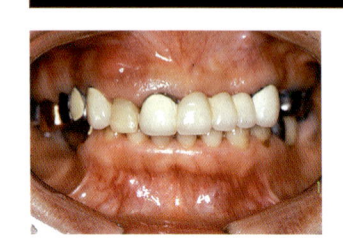

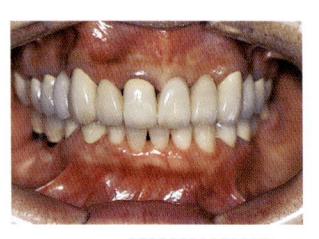

症例4-a	症例4-b
症例4-c	症例4-d

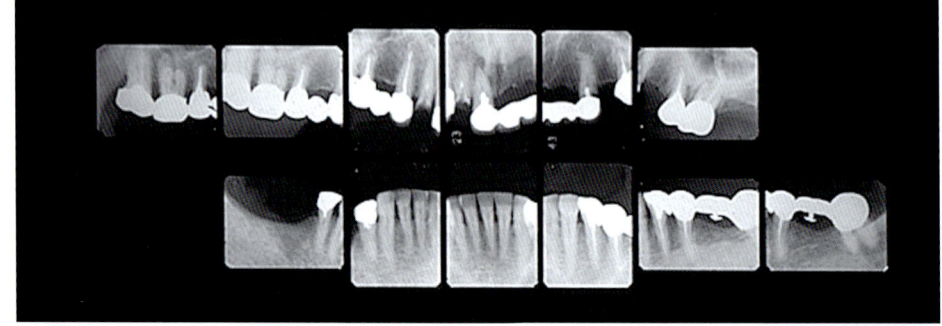

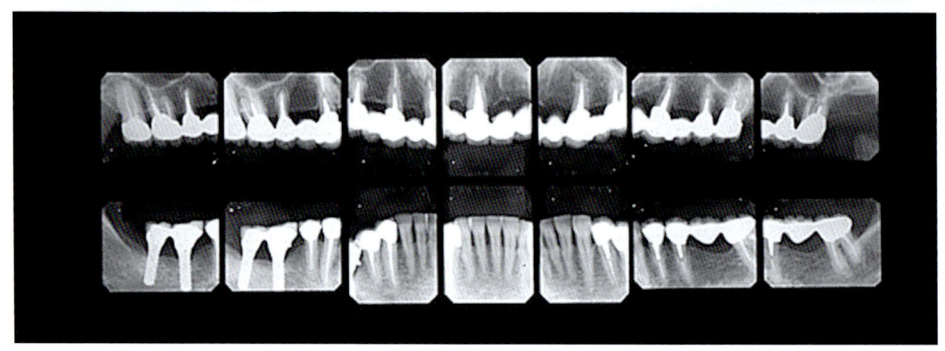

症例4-a〜d　インプラントを臨床に用い始めた頃の56歳の患者。不適合補綴物の存在や二次カリエス、欠損、咬合の問題などがあり、全顎的に治療が必要な状況である。遊離端欠損の右下臼歯部にインプラントを用い、全顎的処置を行った。

症例5

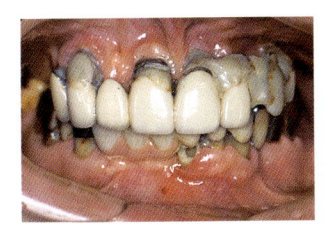

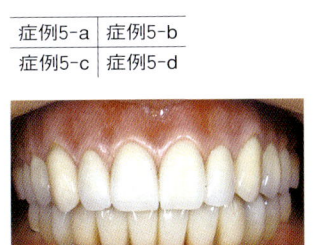

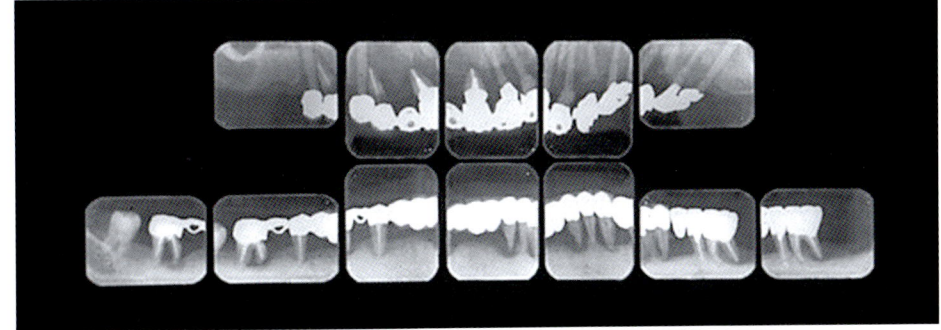

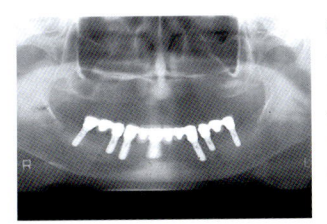

症例5-a	症例5-b
症例5-c	症例5-d

症例5-a〜d　不適合補綴物およびインプラントの適応症を間違っているために、口腔内の状態をすべて病的にしてしまっている。すべての病的原因を取り除き、インプラントと総義歯で咬合再構成を行った。インプラントが臨床の中で安心して使用できることにより、一本も歯がなくとも天然歯列があった時と変わらない咀嚼能力を回復することができるようになった。

症例6

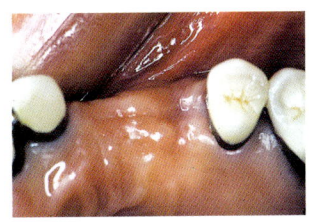

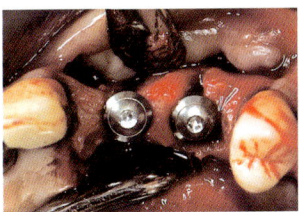

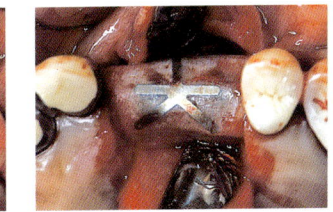

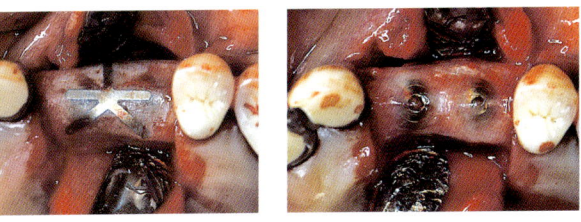

症例6-a	症例6-b	症例6-c	症例6-d

症例6-a〜c　第一小臼歯の破折によりブリッジが脱離し、抜歯が必要となる。犬歯部はもともと欠損であり、頬側の骨は吸収している。インプラント創世期は骨のない所には禁忌症であったものが、GBRというテクニックにより骨を作ることができるようになり、今まで禁忌症であったケースが適応症に変わってきた。

度のものであった。しかし、世界中で臨床に応用されるようになり、さまざまな分野で研究開発がなされたことで、その適応範囲が飛躍的に広がったと言わざるを得ないであろう。当時はまだ骨のある所にインプラントを埋入することが適応症であり、骨のない所へのインプラントは禁忌症だと考えられていた。

インプラントやペリオケースに対する考え方がまた新しい局面を迎えた。メンブレンを使用することにより骨の再生が可能な状態になると、歯科医師たちはより複雑なケースに対してもインプラントを使用することとなり、オプションが増えたことによって、より診断に対する重要性が増したように思われる。

1990年代後半：ペリオの時代（再生療法）

メンブレンを使用したGTR、GBRというテクニックが開発され、今まで禁忌症であったケースが適応症へと変わってきた。切除療法を確実に行えるテクニックを身につけることが再生療法を成功に導く基盤となる（症例6）。

骨がなければ作ればいい、という考え方が多くなり、

2000年代前半：審美の時代

インプラントが定着し、歯周補綴の時代は終わった。不安定な支台歯を残すのではなく、安定した支台歯を作ることにより長期的な予後が望めるようになった。また、補綴の材料としてオールセラミックスが主流となってくる（症例7〜13）。

シンポジウム 3

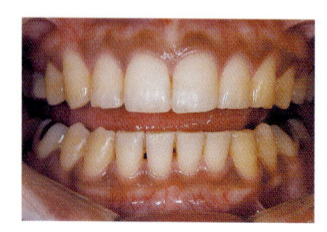

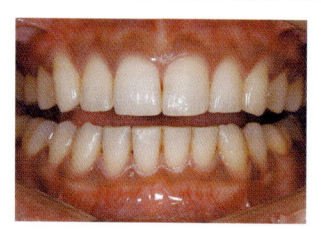

症例 7

症例7-a | 症例7-b

症例7-a〜c　矯正治療終了後の患者。矯正治療で可能なことはトゥースポジションの変更であるが形や色の変更はできない。左側上下の犬歯や上顎前歯の切端の形態、充填物などの再治療を行うことにより、形と色に対する自然観を回復する。

症例 8

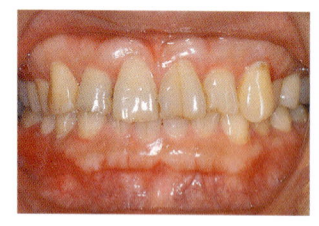

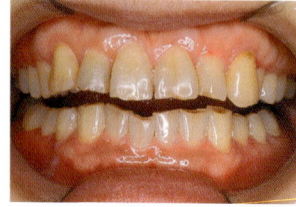

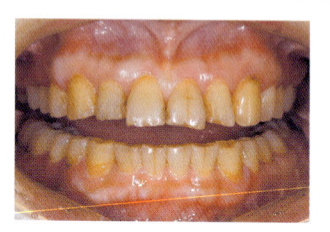

症例8-a | 症例8-b | 症例8-c
症例8-d | 症例8-e

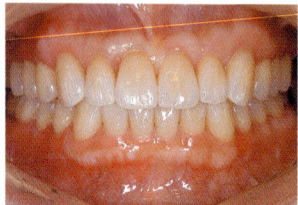

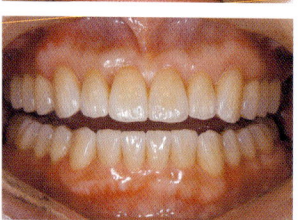

症例8-a〜e　顎関節症を伴うブラキサーの患者。以前であれば補綴物の破損が予想されるため絶対に補綴治療をしたくないタイプの患者であったが、矯正治療を行いその後、全顎にわたる補綴をオールセラミッククラウンで行った。以前では考えられないような審美と機能の安定が得られ、治療後のメインテナンスも可能となる。

症例 9

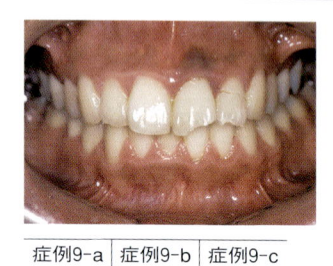

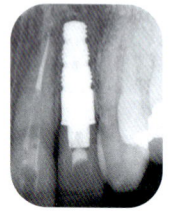

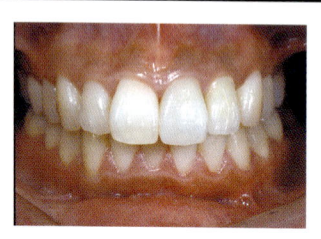

症例9-a | 症例9-b | 症例9-c

症例9-a〜c　外傷による破折。上顎左側中切歯は歯随におよぶ破折、側切歯は歯根までの破折がある。中切歯にはエンド処置を行い、ファイバーポストで単冠処置を行い、側切歯には抜歯を行い、即時埋入でインプラントを使用した。アバットメントにセラミックを用い、オールセラミッククラウンで審美性に配慮した。

症例 10

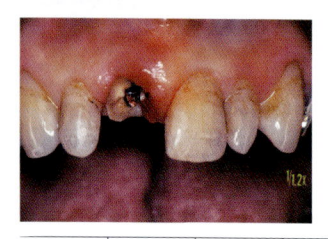

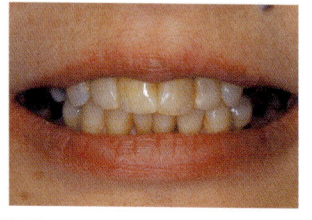

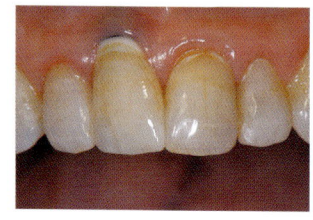

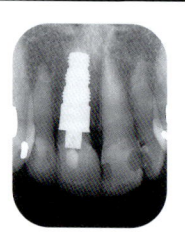

症例10-a | 症例10-b | 症例10-c | 症例10-d

症例10-a〜d　上顎右側中切歯のカリエスによる抜歯。抜歯即時埋入にてインプラントを使用したが埋入ポジションが唇側によっているため、唇側歯肉の退縮がみられる。口唇のある状態やX線ではあまりわからないが、インプラント部の歯頸部での歯肉退縮の原因は、明らかにインプラントの唇舌的ポジションと角度の問題である。

症例11

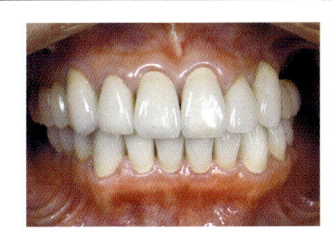

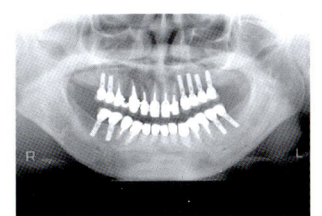

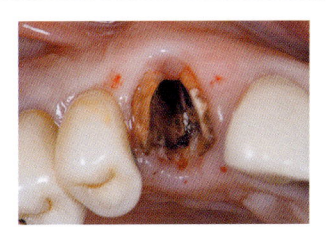

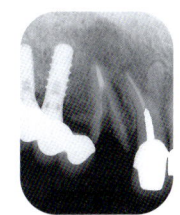

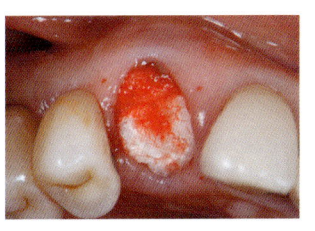

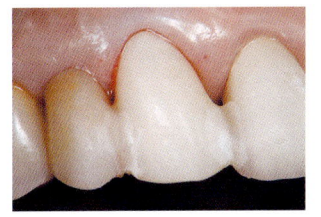

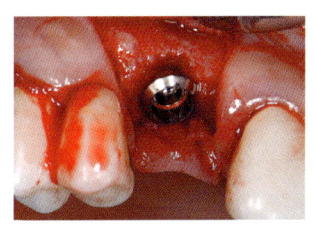

症例11-a〜i　臼歯部欠損ケース。上下顎臼歯部にインプラントを用いて咬合再構成を行った。治療後のX線をみると上顎右側犬歯部のダウエルコアが太く5年後に歯根破折を起こした。この頃の即時埋入での前歯部ケースでは明確なコンセプトがなく安全を期すために待時埋入とした。しかし歯根破折による唇側の骨欠損をできるだけ回復しインプラント埋入時にGBRを行わなくてよいように抜歯後吸収性の補填材とコラーゲンによる血餅の維持を行い、ポンティックにより抜歯窩の保護を行った。6ヵ月の治癒待ち後インプラント埋入のために歯肉弁を翻展したところ、十分な骨がありGBRの必要はなかった。抜歯の際に適切な処置をすればその後のインプラント処置においても患者に多くの負担をかける可能性は少なくなる。

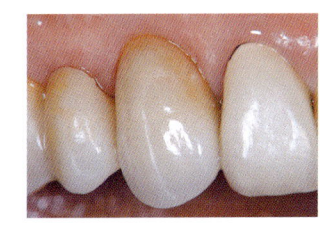

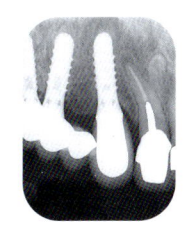

症例11-a	症例11-b	症例11-c	症例11-d
症例11-e	症例11-f	症例11-g	
	症例11-h	症例11-i	

症例12

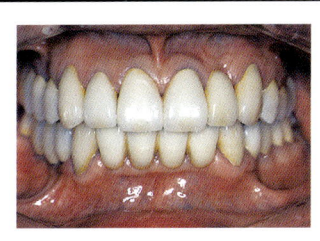

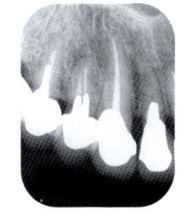

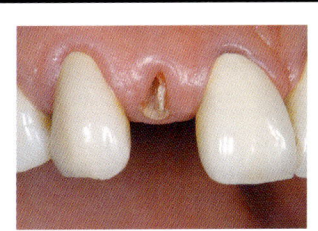

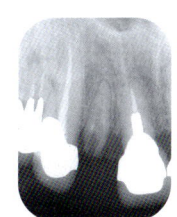

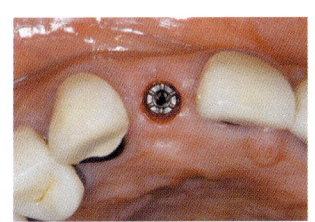

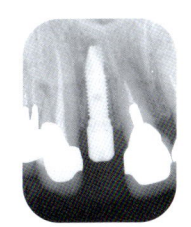

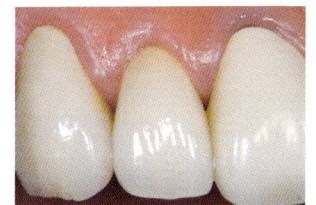

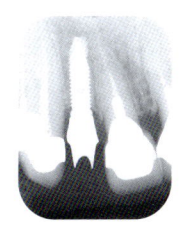

症例12-a	症例12-b	症例12-c	症例12-d
症例12-e	症例12-f	症例12-g	症例12-h

症例12-a〜h　60代の男性。臼歯部にインプラントを用いて全顎治療を行った。上顎右側側切歯のダウエルコアーを外せずにメインテナンスを行っていたが、6年後に歯根破折を起こし、クラウンが脱落してきた。この頃になると前歯のインプラントに対するコンセプトが明確になり、唇舌的・近遠心的ポジション、角度、埋入深度などに配慮して外科処置を行えばそれほど難しいものではないことが明らかになってきた。

症例13

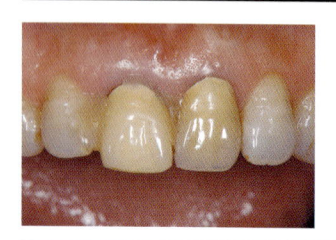

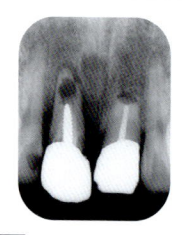

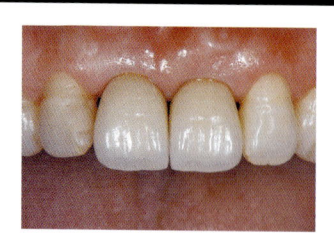

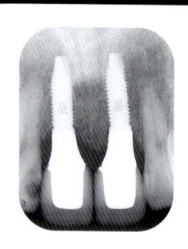

症例13-a | 症例13-b | 症例13-c | 症例13-d

症例13-a〜d　上顎中切歯欠損ケース。さまざまなオプションが充実してきたことにより、歯科医師が患者に対してやるべきことが変わってきた。このあたりから情報を常に入れている歯科医師と、十年単位で何も変わらない歯科医師とに大きな差が出てきたようにも感じる。あまりにも多くの情報が氾濫しているため、歯科医師にとってはその整理と、何を正しく使えばいいのかを判断する能力が必要となってきた。

症例14

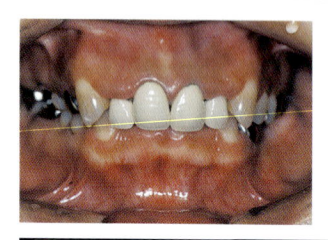

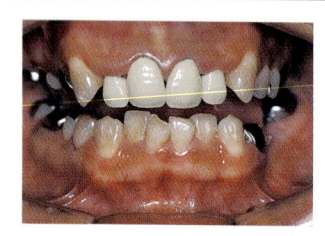

症例14-a | 症例14-b
症例14-c
症例14-d | 症例14-e
症例14-f

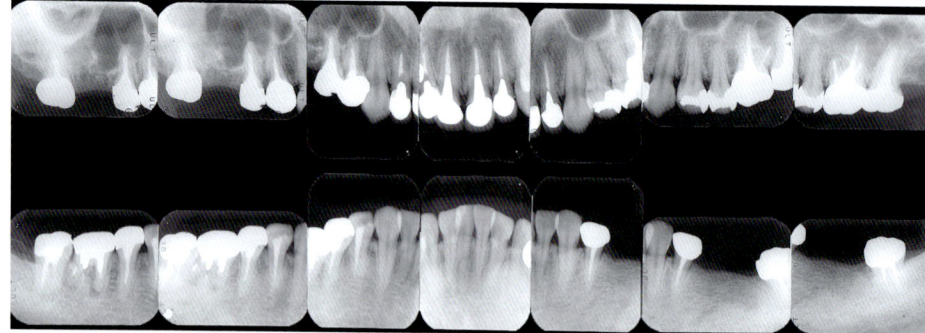

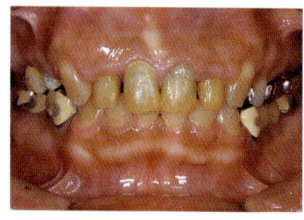

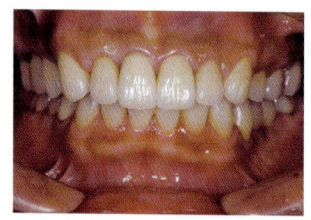

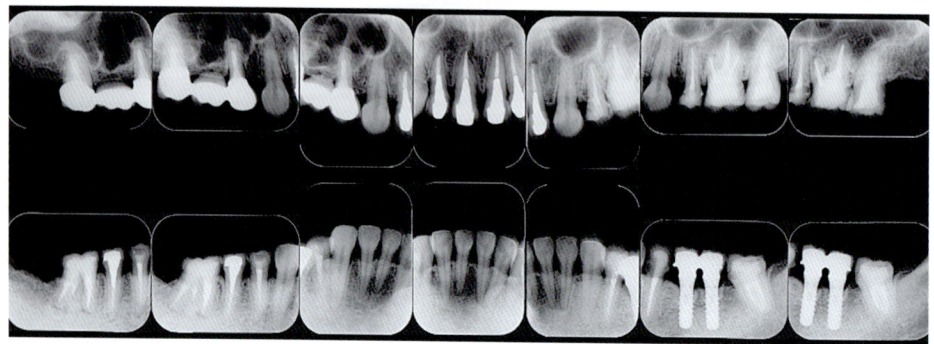

症例14-a〜f　28歳の女性。不適合修復物、歯列不正、臼歯部欠損などさまざまな問題を抱え複合的に考えなければ治療後の安定はあり得ないであろう。矯正の診断と補綴の診断を最初に行い包括的治療を行うためのトリートメントプランを確定する。まず最初に欠損部にインプラントを埋入し矯正治療のアンカーとする。ブラケットやバンドの装着ができるようプロビジョナルレストレーションを装着し矯正治療に入る。矯正治療での歯のポジション変更は補綴が行えるというところを狙って歯牙移動を行っていく。矯正治療後に咬合高径を考慮し一旦プロビジョナルレストレーションを置き換えたうえで患者の顔貌を考慮しながら最終補綴へと移行する。クラウンの材料としてエンプレス、プロセラ、ジルコニアを用いてできるだけメタルフリーの状態を作り出し、患者に対する審美と機能の回復をし、予知性の高い状態が得られた。

2000年代後半：トータルコーディネートの時代

ペリオ、インプラント、補綴など、さまざまなオプションをバラバラに使うのではなく、補綴治療が終わったときにメインテナンスが行いやすく、審美的な要素を含んだうえでのトータルコーディネート化が必要である（症例14）。

おわりに

現在の歯科医療を取り巻く環境は非常に複雑な状況になってきた。

保険制度と自由診療の狭間に歯科医は置かれ、日本の経済状況とともに仕事が左右されるというのが現実であろう。そして歯科治療のオプションに関しては年々加速的に進歩していく状況にあり、それらの情報を取り入れながら日々の臨床に反映していく、ということは並大抵のことではない。

インプラントを用いて患者の口腔内の健康と機能回復を行えるようになったことは歯科界にとっては非常に大きな変革であったが今後はそのオプションをいかに正しく使って行くのかということを考えるべき時代に入るであろう。

一つのオプションに振り回されるのでなく、歯科治療のさまざまなオプションをわれわれがしっかりと使いこなし、患者にとって最適な状態を構築するためには何がベストなのかということを考慮して診断と治療に当たるべきである。時代とともに今まででは考えられなかったような治療が可能となった現在、もう一度基本的な考え方に立って、数多くのオプションを価値の高いものとして利用するように心がけたい。

参考文献

1. 山﨑長郎．審美修復治療：複雑な補綴のマネージメント．東京：クインテッセンス出版，1999．
2. ボンディッドポーセレンレストレイションズ：バイオミネティック・アプローチ．東京：クインテッセンス出版，2002．
3. Fradeani M. Esthetic Analysis: A Systematic Approach Prosthetic Treatment. Chicago: Quintessence Publishing Co. inc, 2004.

インプラント治療におけるインターディシプリナリーとマルチディシプリナリー

Interdisciplinary and Multidisciplinary for Implant Treatment

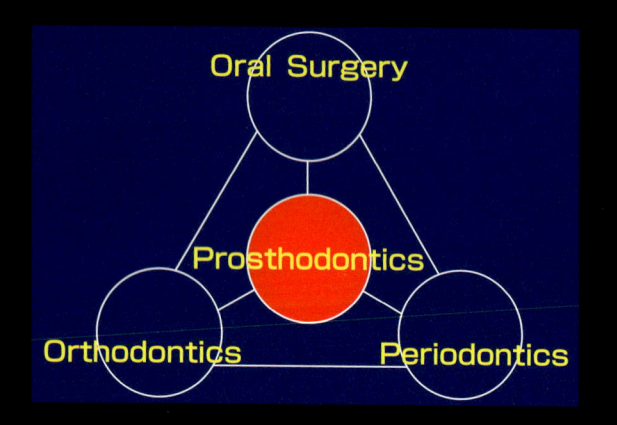

萩原芳幸
日本大学歯学部附属歯科病院特殊診療部
歯科インプラント科

Yoshiyuki Hagiwara
NihonUniversity School of Dentistry
Dental Hospital Implant Dentistry

はじめに

　第4回OJ総会では、開口を伴う多数歯欠損症に対する包括的インプラント治療の症例を通してインターディシプリナリー・アプローチを考察いたしました。しかし、報告症例は学術専門誌への投稿が予定されており、二重投稿や症例写真などの版権規程に抵触する可能性を避けるために、本稿においては総論的な内容に変更させていただくことをご了承ください。専門誌に発表した後にはそれらを和訳するような形態で、改めて紹介させていただく予定で、本誌関係者のご了解は得ております。

インターディシプリナリー・トリートメントとは

　審美と機能を兼ね備えたインプラント治療には、各専門領域の横断的な知識と医療技術を駆使した包括的治療が求められる。近年特にInterdisciplinary Treatmentが注目を集める背景には、治療分野の細分化や専門医制度を挙げることができる。

　歯科治療技術の発展と症例の多様化に伴い各領域の専門性が高まり、最新の知識と技術を駆使して、それぞれの治療を充実させることにのみ重きを置く傾向があり、大学病院をはじめとする高次医療や教育現場においてその傾向が強い。

　いわゆる縦割り医療（Multidisciplinary* Treatment）の問題点として、①専門以外の知識が乏しい、②連携体制が不十分、③患者主体の治療がおろそかになる、などが以前から指摘されていた。また、担当医間での治療コンセプトやゴールが共有されておらず、時間と費用を浪費した割には、治療効果があがらないことも少なくない（表1、2）。

　これに対し、各専門分野を合目的にオルガナイズするInterdisciplinary Treatmentを成功に導くための重要事

表1 インターディシプリナリー・アプローチvsマルチディシプリナリー・アプローチ

Disciplinary
【形】懲戒的な、懲罰の、規律上の、訓練上の
【名】学問分野、専攻、専門分野、専門性

Interdisciplinary
【形】学際的な、(学問の)総合の、各種学問分野の、合同[複数]の

Multidisciplinary
【形】多面的な、総合的な、多くの学問領域にわたる、多くの専門分野に渡る、学際的な

Collaboration
【名】協力、協調、共同研究、共同制作、共同開発、合作、共著

> MultidisciplinaryはInterdisciplinaryの同義語として捉えられる場合もある。しかし、本報告では専門分野間の横断的融合が不足した状態下での、多専門分野の集合体を意味した。

表2 マルチディシプリナリー・アプローチの特徴と問題点

・専門以外の知識が乏しく、分野間の連携体制が不十分
・治療コンセプトや最終ゴールを共有しにくい
・時間と費用だけを浪費して、治療効果があがらない
・DOS(Doctor Oriented System)型医療になりやすい
・大学病院、高次医療・教育現場においてその傾向が強い

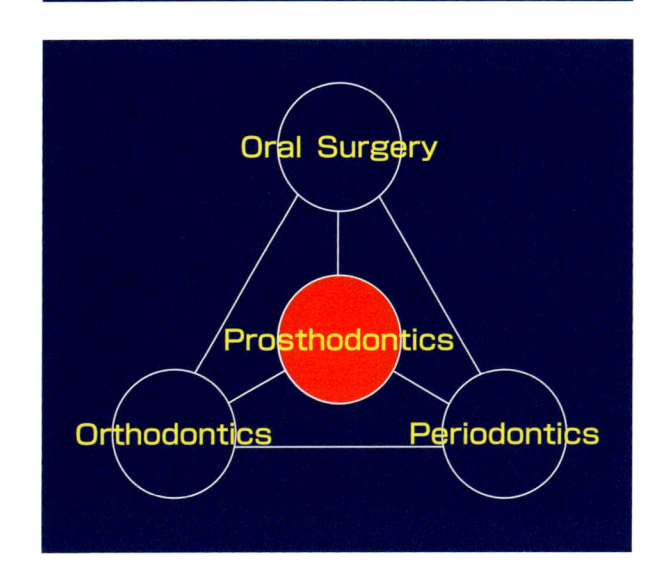

図1 IDTの基本的なデザイン。補綴医が中心となり口腔外科・歯周科・矯正科との連携をとりながら、治療の基本計画と治療遂行を監督しなくてはならない。

項は、①十分な診査・診断に基づいた治療計画、②専門領域治療間の統一性と効率化、③補綴主導型治療の実践と強力なリーダーシップである。

インプラント治療における インターディシプリナリー・アプローチ

インターディシプリナリー・アプローチ(Interdisciplinary Approach：以下IDA)は、多領域にまたがった知識と判断基準により治療を進めることで、特にインプラント領域においては不可欠である。この背景には、治療分野の細分化や専門医制度がある。現在は各領域の専門性が高まり、最新の知識と技術を駆使して、それぞれの治療を充実させることにのみに重きを置く傾向があり、大学病院をはじめとする高次医療や教育現場においてその傾向が強い。

いわゆる縦割り医療の問題点として、専門以外の知識が乏しい、連携体制が不十分、患者主体の治療がおろそかになる、などが以前から指摘されていた。また、担当医間での治療コンセプトやゴールが共有されておらず、時間と費用を浪費した割には、治療効果があがらないことも少なくない。インプラント治療におけるIDAの基本デザインとしては、補綴医が核となり、的確な診査・診断に基づき、最終補綴装置を念頭においた治療計画を立案することで、矯正・口腔外科を伴った効率の良い包括治療が可能となる(図1)。

旧来、インプラント治療は口腔外科学と補綴学の側面

＊Multidisciplinaryはさまざまな解釈があり、Interdisciplinaryの同義語として捉えられる場合もある。しかし、本報告では専門分野間の横断的融合が不足した状態下での、多専門分野の集合体を意味した。

図2-a～c　補綴科と矯正科における治療ゴールの共有化が図られなかった症例。

上顎左側中切歯欠損に対し、最終的な治療ゴールの設定がなされないままに矯正治療が先行してしまった事例。側切歯および犬歯を近心移動させたために、左右の側切歯の形態に不調和が生じた(図2-a、b)。この症例における理想的な歯の移動計画は、左側の中切歯の欠損間隙を保持したまま側切歯・犬歯を理想的な位置関係に移動させることである。欠損した左側中切歯の補綴方法はインプラントでもブリッジ(接着性ブリッジも含む)でも、審美性や解剖学的状況に合わせた処置でよい。本症例は動的治療終了後に受診したために、妥協的なラミネートベニアと側切歯相当部(犬歯)の形態修正を余儀なくされた(図2-c)。

図2-a　図2-b　図2-c

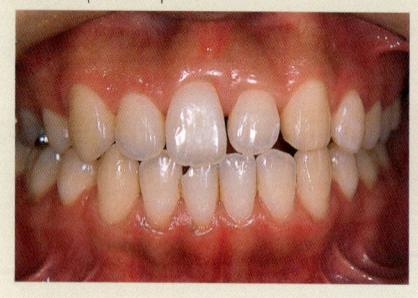

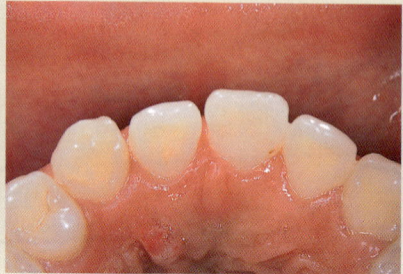

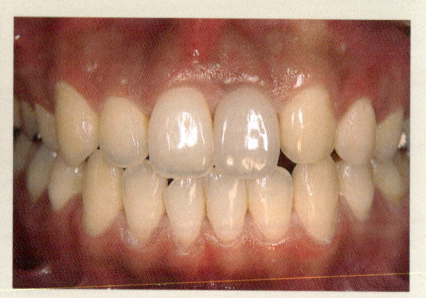

を持ち、いずれも不可欠な治療ステップであった。しかし、インプラントの長期的予後やインプラント上部構造周囲の環境整備(歯周組織)の重要性が提唱され、歯周病学的な要素を考慮する必要が出てきた。このような視点で振り返ってみると、本来インプラント治療そのものがIDAであると言える。

1. 歯列矯正とのかかわり

インプラント治療にも高い審美性が求められ、より精度の高いインプラント埋入ポジションが成功の鍵を握る。頰舌的な理想的な埋入位置を獲得するための、骨や歯肉の三次元的なボリュームに対する対処は外科および歯周学的なアプローチである程度の再生が可能である。

忘れられがちであるが、欠損治療における審美性で重要な役割を果たすのは、歯列における欠損間隙のコントロールである。前歯から小臼歯部の単独欠損症例では時々見受けられるが、歯冠幅径の狂いが最終補綴装置のバランスを阻害することがある。これらを解決するためには、術前の診断用ワックスアップなどを参考にして、歯列中における補綴部位のスペース調整を矯正治療により行う必要がある(図2-a～c)。従来の補綴治療においても同様であるが、矯正による歯列および咬合関係の改善は、包括治療において根幹を成すものであり、適切な治療計画に基づいて施行される必要がある。必ずしも、すべてのインプラントや従来型の補綴治療に必要でないにしろ、その重要性を正しく認識しなくてはならない。

2. インターディシプリナリー・アプローチの手順

一般的に難症例になるほど包括的治療の概念は必要とされ、詳細な治療計画と複雑な治療手順が求められる。個々の専門分野においても、最大の効果を生み出すための手技・手法が求められ、それらを確実に実地していくだけの知識や技量が求められる(図3)。インプラント治療における、基本的なIDAの治療の流れを図4に示した。個々の症例により必要な処置は異なるが、インプラント補綴を最終目標とした際には状況に合わせて、矯正・外科・歯周処置が複雑に関与する。重要なのは主治医(チームリーダー)が最終目標を明確にイメージ化し、必要な処置を明確かつ手順良く計画することである。

1) 歯列と欠損部位・間隙量の調整、咬合関係の改善

特にインプラントの場合は、診断用ワックスアップにより決定された歯冠修復部位に対して、インプラントが

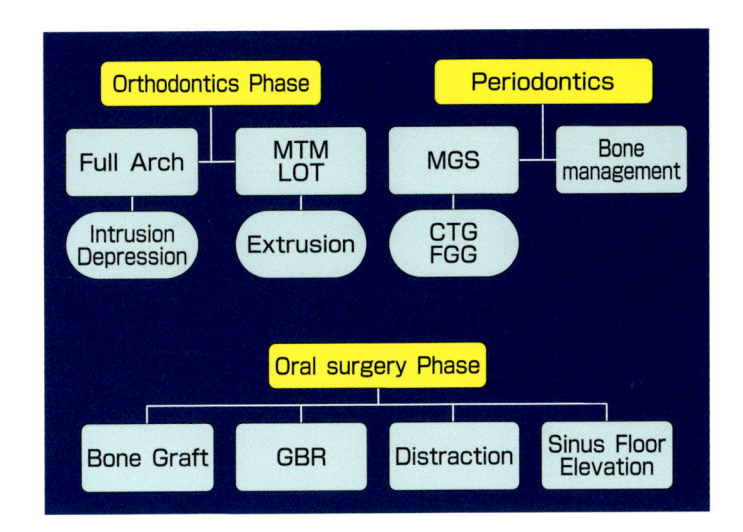

図3　各専門分野における治療アイテム。口腔外科・歯周科・矯正科における治療アイテムを示した。それぞれの状況および治療の最終ゴールに合わせて、効率よく治療アイテムを組み合わせなくてはならない。各担当医は自分の専門分野のみならず、他の治療手技に対する最低限の知識を共有し、最大限の治療の効果を獲得するための協力体制を構築しなくてはならない。

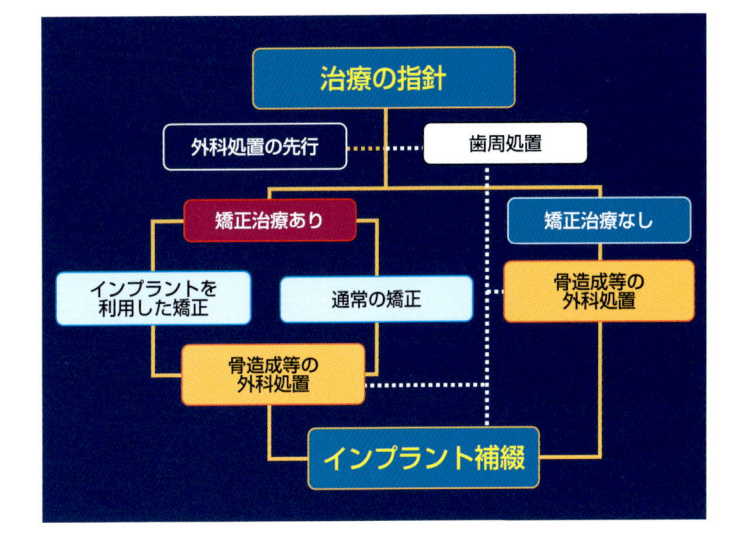

図4　インプラント治療におけるIDTフローチャート。トップダウントリートメント（補綴指導型インプラント治療）における最終治療目標の設定後、個々の状況に合わせて専門治療が施行されなくてはならない。特に歯および欠損間隙の位置的不調和がある場合には、矯正治療が軸となる。また、解剖学的形状の制限を受ける場合には、口腔外科医による有効骨量の改善が行われる。歯周治療はそれぞれの状況に応じて適時施行されるべきである。いずれにせよ、これらの治療時期は補綴医が核となり、専門医間で協議されなくてはならない。

正しく埋入できることが重要である。そのために、最初にチェックすることは歯列と欠損の位置関係と欠損間隙量である。この段階で歯列・欠損部に大きな問題がなければ矯正治療を省くことができる。もちろん、必要に応じて歯列矯正による咬合の改善と欠損間隙量の調整が必要な場合には、原則的に骨移植などを行う前に矯正治療を行う。その意味でも、矯正治療による歯列（欠損も含む）の調整はインプラント治療（天然歯の補綴においても）の基礎である。

2）インプラント埋入部位の三次元的有効骨量の改善

必要に応じて矯正治療により歯列と欠損間隙を修正した後に、欠損部の三次元的な有効骨量を精密に診査する。インプラント治療における具体的な目的は、理想的な最終補綴装置の構築のために、適切なインプラント埋入を行うことである。正しい補綴間隙には理想的な歯冠幅径を持った補綴装置が設定できる。当然インプラントの埋入位置や深度は、軟組織の状態把握と相まって決定されるべきである。三次元的な骨形態の回復のためには、①仮骨延長術、②各種骨移植、③GBR、④再生医療の応用、などのオプションを症例によって使い分ける。

3）軟組織の改善

三次元的有効骨量の改善と同レベルで軟組織の環境改善も重要なポイントである。イニシャルプレパレーションはもちろんのこと、インプラント補綴で重要なのは軟

103

図5-a、b　IDAを考慮しない治療に伴う治療結果。

本症例の経過：某インプラントセンターにてインプラント治療後に、インプラント脱落などのトラブルにより当歯科インプラント科を受診。包括的治療計画の欠落により、三次元的な硬・軟組織の改善を行わずにインプラントを埋入したものと思われる。本症例おけるIDAを基本とした理想的治療計画では、骨移植または仮骨延長による有効骨量の改善が不可欠であり、軟組織の質と量の改善も併用されるべきであった。単に既存骨にインプラントを埋入するだけでは歯冠形態（歯冠長）の不調和が生じ、結果的に歯肉色レジンによる妥協的な処置を併用せざるを得なかったものと思われる。歯冠・インプラント長比や角化歯肉の欠如など、生物学的要件の問題を無視した治療指針をもっとも避けるべき事項であろう。IDAの本質はインプラントにおける生物学的な条件を改善することである。

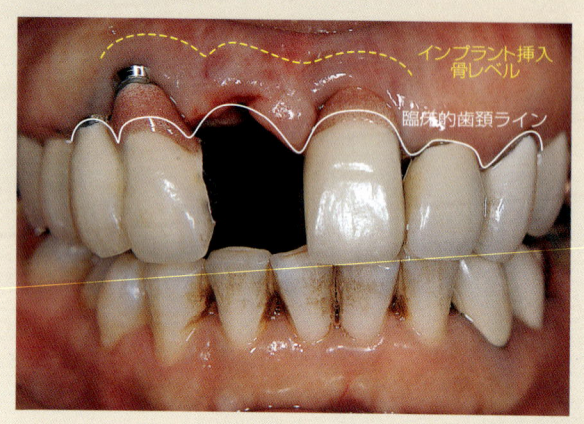

図5-a　インプラント抜去後の正面観

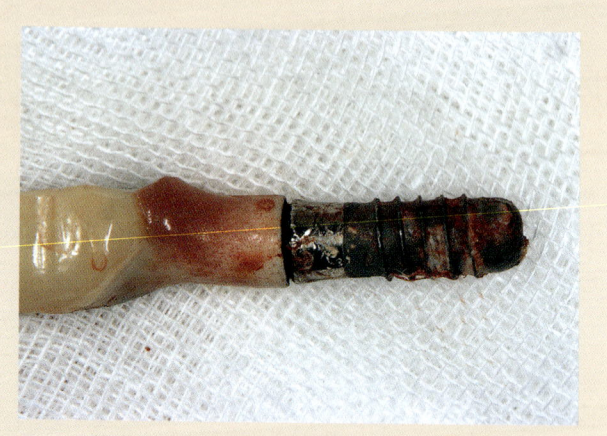

図5-b　抜去したインプラント体

組織のボリュームと適当量の角化歯肉の獲得である。これらは審美的要件と予知性に大きな影響を与え、自然観の強い歯冠修復装置の作製には歯肉のボリュームが不可欠である。これはオベイトポンティックを応用する際も同様で、適切な歯肉形態は清掃性にも影響を与える。同時に角化歯肉の存在はインプラント周囲の歯肉退縮や骨吸収を予防し、長期間にわたりインプラントの維持を安定化させる。各種歯周治療の実施時期は症例より異なるが、一般的に遊離歯肉移植術、結合組織移植術、根尖側移植術などが用いられる。

3. インターディシプリナリー・アプローチの限界

歯列（欠損間隙）の不正、三次元的な骨量の不足、角化歯肉の不足および軟組織のボリューム不足、などの問題を有する症例におけるIDAの位置づけを解説してきた。

IDAを考慮した理想的な治療計画は、すべての患者に対して立案しなくてはならない。しかし、さまざまな矯正および外科処置に対して適切な説明が行われたにしても、すべての患者においてそれらが施行されるとは限らない。治療の出発点は、インプラントが埋入できる状態であるか否かが最低条件である。従来の単独治療形態や外科主導型では、インプラントの埋入のみに注意が払われたために、補綴的要因が犠牲になってきた歴史がある。最終的に患者との話し合いを通して治療プランが決定されることになるが、著しい妥協を余儀なくされる場合には、インプラント治療としての成功や予知性が犠牲になる。

また、歯列や有効骨量の改善に妥協せざるを得ない場合には、補綴設計や上部構造のデザインが変化する。生体力学、機能および審美性などの補綴学的な用要件を無視してインプラント治療を遂行した場合には、大きなトラブルやリスクを抱えることになる（図5-a、b）。

表3　IDAを成功に導くための指標

> **Interdisciplinary Approachでは、**
>
> ・適切な治療計画により、各治療フェーズにおける症例難易度をコントロールするこが可能である
>
> ・主治医（補綴担当医）の強いリーダーシップと、包括的な治療指針（哲学）が不可欠である
>
> ・症例によってチームの構成メンバーは異なるが、専門分野以外に対する知識と最終ゴールのイメージを共有することが不可欠である

まとめ

　インプラント治療に限らず歯科におけるIDAは、最終的に最大の治療効果を獲得するために不可欠な治療概念である。特に、難症例において必要とされるすべての治療過程を個人で完璧に施行することが可能なことは少なく、専門性の高い処置においてはチーム医療を行うべきである。IDAを成功に導くための指標として以下の項目を提言してまとめとしたい（表3）。

1）適切な治療計画により、各治療フェーズにおける症例難易度をコントロールすることが可能である。
2）主治医（補綴担当医）の強いリーダーシップと、包括的な治療指針（哲学）が不可欠である。
3）症例によってチームの構成メンバーは異なるが、専門分野以外に対する知識と最終ゴールのイメージを共有することが不可欠である。

10DR 2D Simple

インプラント バーチャル手術プログラム

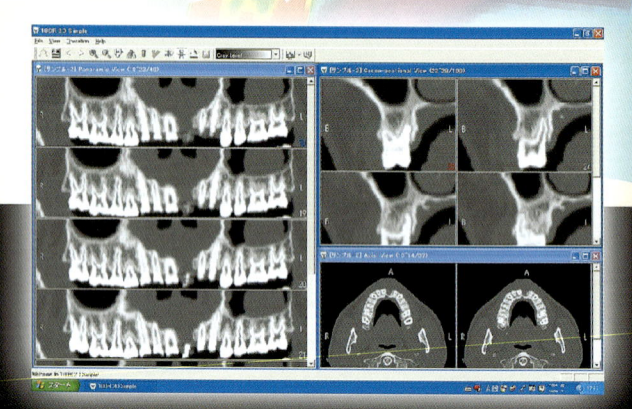

多彩なカラー表示で
骨の様子も一目瞭然

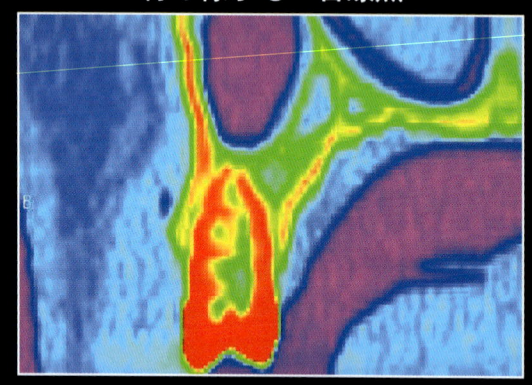

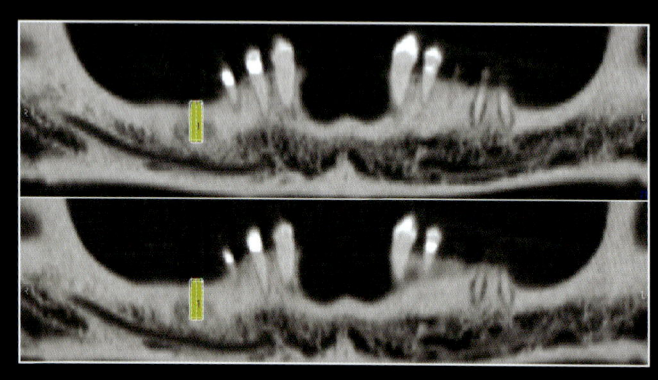

本ソフトは**無料**にてダウンロードできます。
※ご使用するにあたりデータ処理料が掛かります。

☞ **www.10dr.co.jp**

わかりにくい下顎管も
スライス断面でクリアに表示

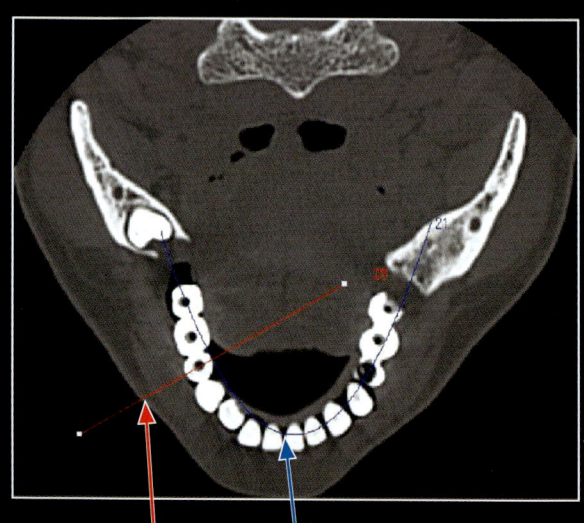

ブルーラインはPanoramicに、
レッドラインはCross-sectional断面に、
自在な画像再構成が可能

| 鮮明な画像 | 画面の白黒トーン調整、10種類のカラー表示可能。 | WEB送受信 | 圧縮送信技術により、CT撮影当日に画像の受信が可能。 |

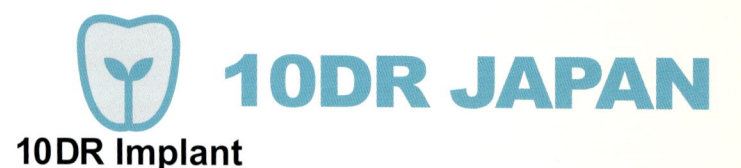

10DR JAPAN
10DR Implant

テンディーアールジャパン株式会社
神戸市中央区港島南町5-5-2　KIBC364
TEL 078-304-5311　FAX 078-304-5312

総括

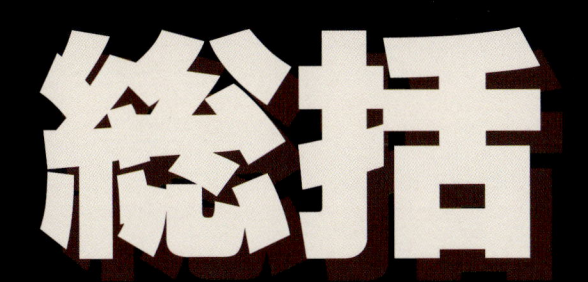

Sascha A.Jovanovic

通常の形態とスキャロップ形態を持つインプラントによる審美的な治療法：成功のための5つの生物学的な要素について

Esthetic Therapy With Standard and Scalloped Implant Designs: The Five Biologic Elements for Success

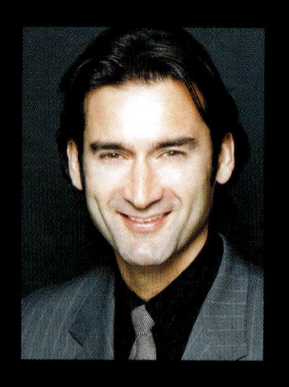

Sascha A. Jovanovic
（UCLA教授）

訳／立川敬子[*1]、宗像源博[*2]
（東京医科歯科大学歯学部附属病院回復系診療科インプラント外来・講師[*1]、医員[*2]）
Noriko Tachikawa, Motohiro Munakata
Tokyo Medical and Dental University Faculty of Dentistry.
Clinic for Oral Implant

抄録

近年、インプラント歯科学の分野は著しい進歩をとげている。しかし、天然歯のような審美性と長期に渡る機能とのバランスを保つことは現在もなお難しい問題である。現在、歯科インプラント治療は、残存率の改善、治療法の単純化、審美性の向上、そして治療時間の短縮を主な目標としている。さらに、天然歯のようなカントゥアと解剖学的な軟組織の辺縁が獲得できれば、インプラントによる修復の審美性は格段に向上する。この論文はインプラントによって天然歯のように自然な審美性を達成するための5つの要素：骨の造成、インプラントの形態と埋入位置、軟組織の形態、補綴物による組織の支持およびセラミックのデザインについて論じている。

骨内インプラントのデザインは、Per Ingvar Brånemarkによって歯科領域へ導入されて以来あまり変化していないが、これまで優れた成功率と永続性をしめしてきた[1]。その後、インプラント歯科学では、残存率および成功率の向上と治療方法の単純化、審美性の改善と治療期間の短縮が目標とされている[2〜6]。そして今日、患者の審美性に対する高い要求を満たすために、新しいコンセプトとコンポーネントが誕生した。

従来のインプラント体と解剖学的に天然歯根に類似したインプラントを組み合わせた新しいアバットメントデザインが紹介されている[7]。しかし、5年間の研究においてJemtは、これらの症例のうち十分な歯周組織による支持がなされたのは60%のみで、40%の症例は不完全な乳頭や長い歯冠長そして軟組織の退縮が認められたと報告している[8]。そしてこれらは、インプラントが非常に深く埋入されたこと、あるいは組織が負荷期間中に失われることによって生じることが多かった。

完全無歯顎患者の吸収した顎堤のためにデザインされたインプラントによる審美的結果の評価に基づいて、部分欠損患者のインプラントによる審美性の向上をはかるためには、さまざまな点で検討が必要となってくる。それは、①インプラントと歯肉貫通部のコンポーネントの軟組織の生物学的幅径に対する影響、②インプラントの接合部位置と周囲骨との関係、③アバットメント-インプラント接合部周囲のオッセオインテグレーションエリア、④歯肉貫通部に用いるアバットメントの材料である。

軟組織の生物学的問題

今回、インプラント体とネック部、アバットメント、および軟組織スペース周囲の生物学的な組織反応の解析を通じて臨床的な問題を提示した。天然歯周囲には3つの区分、すなわち歯肉溝、接合上皮、結合組織があり、予知性のある安定した歯周組織による付着を形成している[9]。この生物学的構造は生物学的幅径としてよく知られており、この言葉は1960年代以降歯周病学の論文に用いられている。骨組織の支持に裏打ちされた安定した軟組織は、天然歯と同様インプラントにおいても必要であり、これらは望ましいインプラント修復物を作成するための基盤ともなる。生物学的幅径の原則はインプラント周囲でも成立することが示されており[10,11]、骨

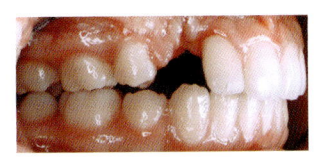

図1 埋伏犬歯の矯正的挺出が失敗し、頬側面に重度の組織欠損が見られる。

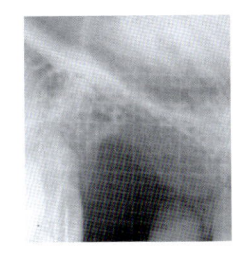

図2 X線写真上で垂直的および水平的骨欠損と隣在歯の歯根吸収が見られる。

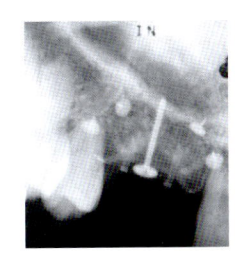

図3 X線写真は、予後が見込めない側切歯を抜歯後に行った自家骨移植とチタン強化型PTFE膜による垂直的骨増生を示す。

内インプラント周囲の軟組織構造は3〜4mmと似通った高さを有している。

1回法および2回法のインプラントを用いた無歯顎および部分欠損患者の長期的な研究においては、最初の一年間に約0.7〜1.5mmの骨のリモデリングが観察され、それに続いて、年0.1mmの骨の喪失を認めると報告されている[1,11〜13]。インプラント周囲の骨のリモデリングはさまざまであり、それはインプラント-アバットメント接合部の骨に対する垂直的な埋入位置とインプラント表面性状（機械加工vs粗面）で決まる。また、補綴物の辺縁を骨縁下に設置すると、歯冠側に設置したものに比べて骨の喪失は増加している。さらに、骨頂もしくは骨縁下に設置される2回法のシステムでは、頻回のコンポーネント（ヒーリングアバットメント、暫間修復物、印象用コーピング、フレーム試適）の交換により、上皮と結合組織層を損傷し、さまざまな組織成分の根尖方向への侵入を許し、結果として骨の喪失を増加させる[15,16]。

インプラントの埋入位置に関する問題

歯の喪失後、残った歯槽骨の吸収により三次元的な骨構造は平坦な顎堤へと変化する[17]。健全な歯周組織を有する患者の場合、骨に裏打ちされた歯間乳頭が完全に形成されることによって軟組織のカントゥアができあがる[18,19]。スキャロップ型の骨縁や抜歯窩に埋入する場合、最終的なインプラントネック部の垂直的位置は重要な問題であり、深ければ隣在歯との間の骨の吸収を促し、浅ければインプラントの頬側表面を露出させる結果となる。また吸収した平坦な顎堤に埋入する際にインプラントの深度を深くすると、歯肉縁下での補綴操作によって、組織の炎症やそれに続く骨の吸収を引き起こす。これによって軟組織を長期的に支える骨の支持を喪失する可能性が生じる[14〜16]。

審美的に優れたインプラント支持修復物を達成する上で基本となる必要条件は、理想的な垂直的インプラント埋入位置の構築であり、それは周囲の骨と軟組織の厚さの調和によるものである[5]。垂直的な位置を決定する主な因子は、インプラントの形態、表面性状およびインプラント周囲の骨のリモデリングである。インプラント周囲の骨のリモデリングを評価した研究では、リモデリング量は0.7〜1.5mmであった[1,11〜13,20]。予想される骨の喪失は3〜4mmのインプラント周囲軟組織から差し引かれることになるはずである。この結果により、インプラントネック部の理想的な位置は求められる頬側辺縁歯肉部のもっとも低い位置より2〜3mm根尖側になる[5]。

最終補綴物のために必要な歯肉の辺縁と歯間乳頭の高さを獲得するために、頬側で3〜4mm、隣接歯間部で5mm以内に骨頂が位置しなければならない[5,21,22]。また、密な角化組織が存在すると（厚くて線維性の組織と薄くて高いスキャロップ型の組織を比較して）安定した軟組織の辺縁を作りやすい。

審美性vs生物学的問題

最良の審美性を得る為には、生物学的に許容できる程度の深さにインプラントを埋入すべきである。これと同時に、リモデリングをひきおこす組織への侵襲を最小限にするため、アバットメント-インプラント接合部は周囲骨から離す必要がある。また、補綴的な理由と適切なエマージェンスプロファイルを獲得するためには、インプラント補綴物接合部から将来的な軟組織の辺縁まで最低で2mm、最高で4mmの距離をとる必要がある。この浅い埋入は、適度な軟組織の厚さが存在する場合に可能となる。そして歯肉縁下の補綴物の材料は歯周組織の健康とその安定性に影響をおよぼすため、通常のサイズもしくは小さいサイズのセラミックかチタンの材料が適している[14〜16]。

骨基盤：審美的な軟組織の支持を得るための三次元的骨移植

審美性獲得のためのインプラント部位への骨移植は、骨頂と将来的な歯肉縁との距離が4mm以上あるかどうかで決まる。骨移植やGBR、歯槽骨延長を用いた発展的なインプラント治療は、好結果をもたらしている。外科手技は、フラップと裏打ちする骨への血流を最大限保つために極力注意を払って行わなければならない。治療法の選択枝の一つとして、自家骨もしくは自家骨と骨補填材を混合したものをメンブレンで被覆するGBR法の応用がある[23,24]。この方法によって、骨構造の水平的および垂直的な再生をコントロールすること

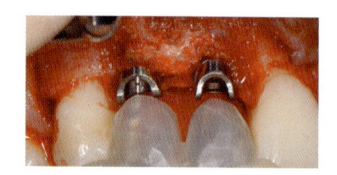

図4 予後良好で9ヵ月の治癒期間経過後、垂直的に完全な骨再生が見られる頬側面観。サージカルガイドステントの歯肉縁から2mm下が、垂直的に最適なインプラントの位置である。

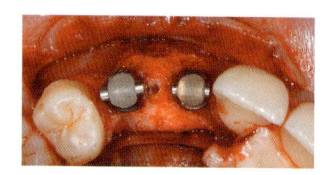

図5 水平的に完全な骨再生と頬舌的に最適なインプラントの位置を示す咬合面観。

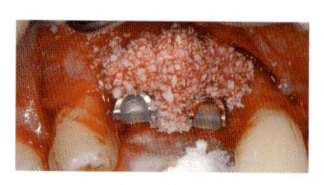

図6 ウシ由来脱タンパクハイドロキシアパタイトと軟組織を支持する吸収性のメンブレンを用いた二次的骨移植。

が可能になる。インプラントを行う際、このテクニックは骨欠損領域を再生したり、骨組織を水平的および垂直的に増加させることに用いられている。そして骨欠損が中程度で主として頬側の骨造成が必要である場合を除いて、2ステージによる骨再生法で不足した歯槽骨を再構築することが望ましい。2ステージによる骨再生法は、仮に治癒期間中に軟組織の問題が生じた場合に、骨移植材あるいはインプラントネック部の露出の危険性を最小限にすることができる。

骨移植材の選択

文献によれば、自家骨は骨移植材のゴールドスタンダードとされている[25]。自家骨移植の特長としては、生体適合性に優れ、感染のリスクがなく、スペースの保持に優れ、骨形成期間中の骨芽細胞の骨伝導の足場となることがあげられる。しかしながら、骨採取は煩雑で手術時間が長くなりがちで、常に供給側における何らかの合併症のリスクを伴う。特にオトガイ部からの骨採取時に、下顎前歯部に短期間から中程度の感覚異常が生じる可能性がある。それゆえ、下顎枝部（ramus）が供給側としては好まれる。さらに、「アウディー」デザインでトレファンバーを用いて、あるいはボーンスクレイパーを用いて、外斜線部から骨を採取することがしばしば行われている[26]。移植量が比較的少ない場合、通常上顎結節部や梨状口下縁あるいは歯牙欠損部が骨採取部位として用いられている。下顎枝から採取した皮質骨は骨代謝がきわめて遅いが、インプラントのドリルによって回収した骨片および上顎結節部より採取した骨は吸収量がかなり大きくなる。このため、他の移植材を用いることも提案されている。同種骨移植やウシハイドロキシアパタイトの移植材による成功例が紹介されているが、広範囲に露出したインプラント表面や顎堤の欠損に対してこれらの移植材を用いた長期的な結果はまだ得られていない。安全な治療法としては、露出したインプラント表面や重度の骨欠損領域に対して、最初に自家骨による移植を行い、その外側に骨補填材を移植する二層式の骨移植術（layering bone graft）法がある。

インプラントのデザイン：形態と表面の改良について

審美性の高いインプラント治療においては、生物学的なネックのデザインを持つインプラントを設計し使用することによって、骨のリモデリングの抑制や減少、そして既存骨と再生骨の維持を行うことができる[25,26]。適切に設計されたインプラント体とネック部には、最適な状態で骨に接する領域に改良された表面性状が用いられており、それは骨伝導能を持ち、骨添加と軟組織の安定化を可能にする[20]。現在、次に示す2つの新しいインプラントの概念が用いられている。①隣接面が高くなっている辺縁形態のスキャロップ型インプラント、②骨レベルに設置する上部がフラットで、改良された粗造な表面を有するネックを持つインプラント、そしてこれには軟組織と硬組織を考慮した材料・デザイン・使用法のアバットメントを用いる。二つのインプラント概念とも三次元的な顎骨形態を再現する必要がある場合や喪失した歯間部の骨の再建が必要となる際に適用される。天然歯間に関しては、その骨レベルとコンタクトポイントとの距離が最低5mm以下であれば、十分な歯間乳頭で満たされ、維持される[21]。

隣接するインプラント間においては、インプラント間の歯間乳頭を支えるために従来のフラットな補綴ラインより上方に隣接面の骨が必要である。今まで、2本あるいはそれ以上の隣接したインプラント間でこれを行うことはきわめて難しかった。しかし、スキャロップ型インプラントを平坦で不足した骨に対して理想的な生物学的位置に埋入し、隣接面のインプラント表面（骨結合部分）を露出させ、そこに骨移植を行うことが試みられている[27]。

インプラント周囲には、骨頂から歯肉辺縁までの間に軟組織の生物学的スペースが存在する。これは3〜4mmの高さを有し、形態が改良されたチタンネック部およびセラミックもしくはチタン製のアバットメントの影響を受ける。その結果、アバットメント-インプラント接合部が組織に与える損傷を最小限にし、アバットメント結合部の径を細くすることでインプラント周囲の骨組織と安定した距離を保つことができる。また、軟組織の生物学的スペースによって治癒期間中の軟組織の接近を妨げず、形成された線維組織が補綴操作中

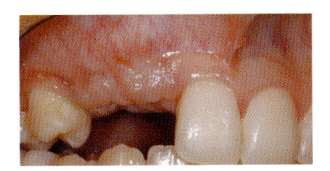

図7　骨移植およびインプラント埋入部位の順調な治癒。

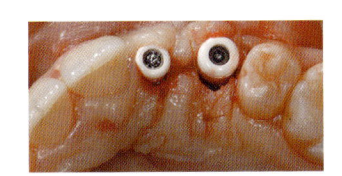

図8　4ヵ月の治癒期間経過後、最小限の侵襲によりインプラント頭部を露出、ヒーリングアバットメントを装着後の咬合面観。

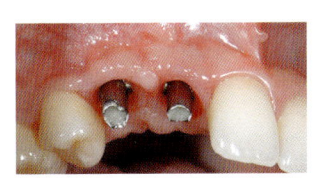

図9　二次手術と同日に補綴用ポストを装着し、暫間補綴物の支持に利用した。

に損傷を受けることを防ぐことができる。

インプラントの埋入位置について

　インプラント治療においてもっとも重要なことは、初期固定性と最適な埋入位置である。インプラントを理想的に埋入するためには、垂直的位置と近遠心的位置、頬舌的位置と埋入角度の4つの点に配慮しなければならない。インプラントのもっとも自然な埋入位置は審美性の高い最終補綴物の延長線上に埋入することである。そのような理想的な歯のエマージェンスプロファイルを有し、限りなく自然な審美性を獲得するためには、インプラント埋入前に必ず診断用ワックスアップを行い、サージカルガイドを作成しなければならない。テンプレートの形態は、将来の歯肉縁の位置が診断時そして手術時に明確にわかるようにしなければならない。その結果、インプラント埋入時に計測することが可能になる。

　頬側中央部におけるインプラントネック部の理想的な垂直的埋入位置は、想定した歯肉縁より2～3mm下方の位置となる。インプラントの垂直的埋入位置を審美性を重視して決めることで、インプラント植立部位の骨量によって骨に覆われる範囲が変わることになり、骨移植を伴うことが多くなるだろう。

　インプラント埋入部位に十分な骨が存在する場合、インプラント体の骨接合面は骨内に埋入され、軟組織接合領域は骨縁上にわずかに露出する。また、インプラント埋入部位に骨欠損が存在する場合、術者は残存骨内にインプラントを埋入して長い歯冠長の上部構造を作るか、生物学的にも補綴学的にも正しい位置にインプラントを埋入し、インプラント埋入と同時もしくは埋入に先立って欠損部に骨移植を行うかを選択しなければならない。同様の決断は、近心もしくは遠心の隣接面の骨レベルが変化している場合にも必要になる。術者は不足した部分への骨造成を行うか、近遠心の低いところに合わせて埋入するかを選択することができるが、それは他の部分のリモデリングに影響をおよぼす結果となる。

　頬舌的に離れた位置にインプラントを埋入することによって頬側の骨壁が侵襲を受け、頬側に適当な厚さの組織をつくることが困難になり、さらに骨吸収や軟組織の退縮を引き起こす危険性がある。理想的な頬舌的位置は最終補綴物の頬側のカントゥアから2～3mm舌側寄りであり、インプラント表面に2mmの頬側骨組織の支持が必要である。

　近遠心的なインプラントの埋入位置は、天然歯とインプラント間（2mm）の距離やインプラント-インプラント間（3～4mm）の距離を考慮しなければならない。インプラントの埋入角度は歯の咬合面形態に従い、インプラント補綴物が自然なエマージェンスプロファイルを得られるよう埋入するが、わずかな角度の問題は技工の段階で調整可能である。

表面を改良したフラット型インプラントの適応とスキャロップ型インプラントの適応—スキャロップ型インプラントとアバットメントデザイン

　天然歯のような審美性を持つインプラント補綴物の基礎となるものは、三次元的な骨構造に支えられた長期的に安定した軟組織である。この原則により、スキャロップ型インプラントと従来のインプラントデザインおよびその埋入術式を比較する際に、前歯部の審美領域と骨領域においては、スキャロップ型は改良したフラット型のインプラントとアバットメントデザインより有効である。

　生物学的なインプラントデザインの有利な点は、複数のインプラントを隣接させる際に明らかになる。このデザインは、隣り合うインプラント間の露出した骨結合領域にメンブレンで保護した骨移植を行う際に、歯間部の骨構造を維持するもしくはすでに喪失した骨構造を再生する助けとなる。

　5年以上機能したスキャロップ型インプラントに関する最長の報告では、安定した骨と軟組織の支持と高い審美性が得られたと報告されている[27]。2002年以来、スキャロップ型インプラントを用いて多数の治療が行われ、いくつかの前向き研究が進行中である[28]。ネック部のデザインが改良された頂部がフラットな形態のインプラントも、適切にデザインされたアバットメント材料と補綴操作時の侵襲を最小限にすることで審美領域の骨と軟組織を安定させることができる。

111

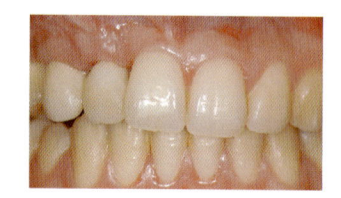

図10 軟組織の成熟のための6ヵ月経過後、2本のインプラントに装着された暫間補綴物の正面観。組織レベルの回復と健康な粘膜歯肉を示す。

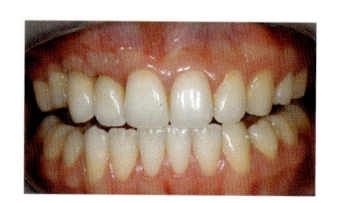

図11 オールセラミック修復物のインプラントへのセメント合着後正面観。軟組織と歯冠形態およびセラミックの仕上がりの調和に注目。

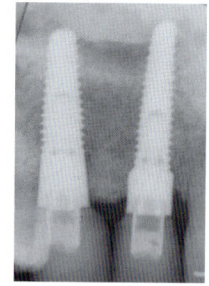

図12 機能負担後1年経過したスキャロップ型インプラントのX線像。インプラントネック部周囲の骨が維持されており、軟組織を支持し、審美的で満足のいく結果をもたらした(補綴物とセラミックに関する仕事はPeter Wohrle, DMD, New port Beach, Calif)によってなされた)。

軟組織のプロファイル・バイオタイプ

　審美性の高いインプラント周囲には安定した軟組織が認められ、周囲に十分な骨と厚い軟組織が存在すれば、頬側の軟組織のリモデリングが1mm以下でおさまり、場合によっては歯間乳頭部の増生を確認することができる[29]。何らかの軟組織移植を行う前に、移植した軟組織を支持する骨が存在するかどうかを評価しなければならない。硬組織の支持が欠如した部位では、こうした治療を行う前に、再構築しなければならない。上顎歯列においては、インプラント周囲に最適な審美性の獲得と生物学的幅径を維持するために必要な4mmの軟組織を支持する十分な硬組織が存在しなければならない。最終補綴物のための自然なエマージェンスプロファイルを作成するために、軟組織の質を評価することは必要不可欠であり、もし軟組織が薄い場合には、角化組織と軟組織の量を増やす必要がある。また、補綴治療中に軟組織がリモデリングしやすいので、軟組織にオーバーカウントゥアを付与することと組織の成熟まで3ヵ月の治癒期間を設けることも同様に重要である[30]。一般的なガイドラインとしては、少なくとも1mmインプラント部の軟組織を多めに修復する。つまり、欠損部に隣接する歯の2つの健康な歯間乳頭を結んだ仮想線がガイドラインとなる。さらに、すべての外科手術に際して、骨移植を併用もしくは骨移植を伴わない結合組織移植を行う可能性を検討しなければならない。そして必要な場合には、審美性が高く厚みを有した形成を行わなければならない[5]。

補綴学的な組織の支持とセラミックのデザイン

　一般的なセメント固定式からスクリュー固定式まで、さまざまな補綴の選択枝が従来型インプラントにもスキャロップ型インプラントにも用いることができる。大事なことは、骨レベルおよび軟組織レベルでの組織のインテグレーションとその安定を保障する生物学的補綴学的原則を適用することである。アルミナや純チタンのような生体適合性を有するアバットメント材料を用いることによって、2mmの上皮と1〜1.5mmの結合組織を伴った健康な粘膜組織付着の形成が可能となる。金合金もしくは歯科用ポーセレン製のアバットメントが用いられた部位では、アバットメントレベルでの適切な組織の付着が形成されず、軟組織辺縁の退縮や骨のリモデリングが生じる[16]。また、最終アバットメントを早期に非侵襲的に挿入することも、生物学的原則を確立する鍵となる。さらに、インプラントのアバットメントコンポーネントの度重なる着脱によって、粘膜のバリアが侵襲を受け、結合組織領域の「根尖側」への移動と骨の喪失を引き起こすという所見が示されている[15]。ヒーリングアバットメントから最終アバットメントへの交換を1回にすることによって、健康な粘膜貫通部の付着を獲得することができる。その範囲および質は二次手術時に最終アバットメントを装着することによって形成される粘膜のバリアとは異なっている[31]。

　ポーセレンジャケット冠による修復では、歯肉縁下に入れる部分を最小限にする。一つ目のインプラント-アバットメント間の境界は深い組織内に位置し、2番目のクラウンとアバットメント間の境界は浅く、これまでの歯周補綴学的方法にしたがって歯肉縁0.5mm以内に設置する。このことによって、余剰セメントの除去が容易になり、ポーセレンが組織内に深く挿入されることによる組織の安定に対する為害作用を抑えることができる[15]。

合併症について

　インプラントの植立位置や骨造成に伴う外科的合併症に関して、さまざまな報告がなされており、十分考慮する必要がある。いくつかの特徴的な合併症が審美領域へのインプラント埋入の際に生じる。合併症としては、①インプラントの脱落や移植骨の脱落、インテグレーションの喪失あるいはインテグレーションが得られないことが挙げられる。これらの失敗は他の骨結合型インプラントと同程度の低い割合で認められる。②ネック部の骨接合領域の骨喪失。ある症例では軟組織の退縮とチタン表面による影を生じ、別の症例では骨のリモデリングによって審美性に欠ける軟組織の高さを生じた。③歯間乳頭部の喪失と隣接面でのインプラントショルダー部の露出。これはインプラント同時骨移植の症例にみられ、骨

移植が失敗し、チタンのショルダー部が露出する結果となっている。④インプラント埋入位置の不良によって補綴的にも審美的にも困難な結果となり、インプラントを除去する必要性が生じる場合もある。

結論

生物学的、外科的、補綴学的な原則に基づいて正しい位置にインプラントを埋入することは重要である。これは軟組織と硬組織の取り扱いおよび補綴術式を非侵襲的に行うことで達成しなければならない。審美性の高いインプラント治療を行うためには、外科と補綴の両面で高度に精密かつ繊細な組織の扱いが要求される。安定した審美性の高いインプラント補綴物を望む患者に対して、生物学的にデザインされたインプラントを使用することは理にかなっている。スキャロップ型あるいは表面を改良したインプラントとアバットメントのデザインは今後、抜歯即時埋入にも一定の治癒期間をおいた埋入にも、そして単独歯欠損あるいは複数歯欠損にも用いられるだろう。これによって、骨構造の保持と軟組織の安定が得られ、審美性の大幅な改善がみられるだろう。

This article originally appeared in the November 2005 issue of the *Journal of the California Dental Association*, Vol.33, No.11. Reprinted courtesy of the California Dental Association.

参考文献

1. Adell R, Eriksson B, Lekholm U, Branemark PI, Jemt T. Long-term follow-up study of osseointegrated implants in the treatment of totally edentulous jaws. Int J Oral Maxillofac Implants 1990;5(4):347-359.
2. Gelb DA. Immediate implant surgery: three year retrospective evaluation of 50consecutive cases. Int J Oral Maxillofac Implants 1993;8(4):388-399.
3. Salama H, Salama MA, Li TF, Garber DA, Adar P. Treatment planning 2000: an esthetically oriented revision of the original implant protocol. J Esthet Dent 1997;9(2):55-67.
4. Grunder U, Polizzi G, Goene R, Hatano N, Henry P, Jackson WJ, Kawamura K, Kohler S, Renouard F, Rosenberg R, Triplett G, Werbitt M, Lithner B. A 3-year prospective multicenter follow-up report on the immediate and delayed immediate placement of implants. Int J Oral Maxillofac Implants 1999;14(2):210-216.
5. Jovanovic SA, Paul SJ, Nishimura RD, Anterior implant-supported reconstructions: a surgical challenge. Pract Periodontics Aesthet Dent 1999;11(5):551-558.
6. Paul SJ, Jovanovic SA, Anterior implant-supported reconstruction: a prosthetic challenge. Pract Periodontics Aesthet Dent 1999;11(5):585-590.
7. Prestipino V, Ingber A. All-ceramic implant abutments: esthetic indications. J Esthet Dent 1996;8(6):255-262.
8. Jemt T. Regeneration of gingival papillae after single-implant treatment. Int J Periodontics Restorative Dent 1997;17(4):327-333.
9. Gargiulo AW, Wentz FM, Orban B. Dimensions and relationships of the dentogingival junction in humans. J Periodontol 1961;32:261-267.
10. Kan JY, Rungcharassaeng K, Umezu K, Kois JC. Dimensions of peri-implant mucosa: an evaluation of maxillary anterior single implants in humans. J Periodontol 2003;74(4):557-562.
11. Cochran DL, Hermann JS, Schenk RK, Higginbottom FL, Buser D. Biologic width around titanium implants. A histometric analysis of the implanto-gingival junction around unloaded and loaded nonsubmerged implants in the canine mandible. J Periodontol 1997;68(2):186-198.
12. Hermann JS, Buser D, et al, Crestal bone changes around titanium implants. A histometric evaluation of unloaded non-submerged and submerged implants in the canine mandible. J Periodontol 71(9):1412-1424, 2000.
13. Malevez C, Hermans M, Daelemans P. Marginal bone levels at Branemark system implants used for single tooth restoration. The influence of implant design and anatomical region. Clin OralImplants Res 7(2):162-169, 1996.
14. Hermann JS, Schoolfield JD, Schenk RK, Buser D, Cochran DL. Influence of the size the microgap on crestal bone changes around titanium implants. A histometric evaluation of unloaded non-submerged implants in the canine mandible. J Periodontol 2001;72(10):1372-1383.
15. Abrahamsson I, Berglundh T, Lindhe J. The mucosal barrier following abutment dis/reconnection. An experimental study in dogs. J Clin Periodontol 1997;24(8):568-572.
16. Abrahamsson I, Berglundh T, Glantz PO, Lindhe J. The mucosal attachment at different abutments. An experimental study in dogs. J Clin Periodontol 1998;25(9):721-727,.
17. Carlsson GE, Thilander H, Hedegard B. Histologic changes in the upper alveolar process after extractions with or without insertion of an immediate full denture. Acta Odontol Scand 1967;25(1):21-43.
18. Olsson M, Lindhe J. Periodontal characteristics in individuals with varying form of the upper central incisors. J Clin Periodontol 1991;18(1):78-82.
19. Olsson M, Lindhe J, Marinello CP. On the relationship between crown form and clinical features of the gingiva in adolescents. J Clin Periodontol 1993;20(8):570-7.
20. Glauser R, Lundgren AK, Gottlow J, Sennerby L, Portmann M, Ruhstaller P, Hammerle CH. Immediate occlusal loading of Branemark TiUnite implants placed predominantly in soft bone: 1-year results of a prospective, clinical study. Clin Implant Dent Relat Res 2003;5(suppl 1):47-56.
21. Tarnow DP, Magner AW, Fletcher P. The effect of the distance from the contact point to he crest of bone on the presence or absence of the interproximal dental papilla. J Periodontol 1992;63(12):995-996.
22. Tarnow DP, Cho SC, Wallace SS, The effect of inter-implant distance on the height of inter-implant bone crest. J Periodontol 2000;71(4):546-549.
23. Jovanovic SA. Bone rehabilitation to achieve optimal esthetics. Pract Periodontics Aesthet Dent 1997;9(1):41-52.
24. Simion M, Jovanovic SA, Tinti C, Benfenati SP. Long-term evaluation of osseointegrated implants inserted at the time or after vertical ridge augmentation. A retrospective study on 123 implants with one-to fiveyear follow-up. Clin Oral Impl Res 2001;12:35-45.
25. Buser D, Hoffmann B, Bernard JP, Lussi A, Mettler D, Schenk RK. Evaluation of filling materials in membrane-protected bone defects. A comparative histomorphometric study in the mandible of miniature pigs. Clin Oral Implants Res 1998;9(3):137-150.
26. Hunt, DR, Jovanovic SA. Autogenous bone harvesting: a chin graft technique for particulate and monocortical bone blocks. Int J Periodontics Restorative Dent 1999;19(2):165-173.
27. Jovanovic SA, A scalloped implant/abutment design for interproximal bone and soft-tissue support. A 5-year follow-up. Int. J Perio Rest Dent, in press.
28. Wohrle PS, Nobel Perfect esthetic scalloped implant:rationale for a new design. Clin Implant Dent Relat Res 2003;5(suppl 1):64-73.
29. Grunder U. Stability of the mucosal topography around single-tooth implants and adjacent teeth: one-year results. Int J Periodontics Restorative Dent 2000;20(1):11-17.
30. Small PN, Tarnow DP. Gingival recession around implants: a 1-year longitudinal prospective study. Int J Oral Maxillofac Implants 2000;15(4):527-532.
31. Abrahamsson I, Berglundh T, Sekino S, Lindhe J. Tissue reactions to abutment shift: an experimental study in dogs. Clin Implant Dent Relat Res 2003;5(2):82-88.

おわりに

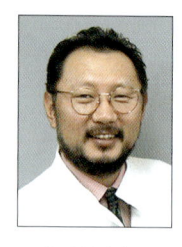

（五十音順）

副会長　木原敏裕

　歯科医療の本質を考える際に、われわれ歯科医師は自分の仕事が本当に患者のためになっているかということを再考しなければならない。

　安易な保険診療のために多くの欠損歯列を生んできた現状を考えると、インプラント治療というものがいかに患者にとって有益な手段となるかが理解できるはずである。多くの歯科医師がインプラントを扱うようになってきた現在、もう一度考えなければならないことは、最初の1本のインプラントがその患者にとって将来にわたっても有益なものになりうるかどうかということであろう。

　OJというグループを通じて日本のインプラント治療に対する本質を見極め、これからの歯科界と患者にとってより良い健康維持ができる環境を構築できることを願う。

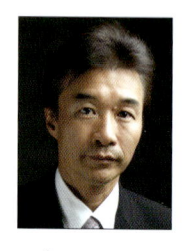

副会長　土屋賢司

　「スタディーグループやインプラントシステムの垣根を越えて」このOJのコンセプトは、近年のインプラント技術を中心とする、専門分野にとらわれないインタディスプリナリーアプローチの思考にもっとも適している思考であろう。

　近年、歯冠修復治療の目的をより高いレベルで達成するための材料、技術の進化には目を見張るものがある。言うまでもなく、その中核を担うのはインプラント技術の開発であり、さまざまなシステムが存在し、日々新しくなっている。OJはこのような発展途上の段階に多くの臨床家や企業の見解を持ち寄り、エビデンスに基づいたより良い情報交換を行っている。この活動が今日の歯科医療を更なる向上へ向かわせ、より多くの方に安全で快適なインプラントを提供できる時代がくることを願う。

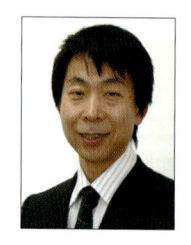

副会長　西村　眞

　国内外を問わずセミナーや学会が盛んに開催され、昨今それに伴い学ぶことがますます増えているような気がする。卒後これほど学習を続ける必要があるのはこの歯科業界の特異性であるが、その中でも特に熱心な臨床家の集まりで作られているのがOJともいえる。今回の発表は、いつもそうであるが技術レベルや内容の豊富さは遠路に出かけた海外の学会にひけをとらず、症例が日本人に対して行われていることや発表が熱く語られることが海外のそれより身近に感じられ面白い。なにより演者の熱意が同世代や次世代の人の刺激となり、歯科界の成長への誘発剤となる期待まで感じる。今回、発表のみならず抄録の執筆に時間を割いていただいた先生方に心より感謝を致します。

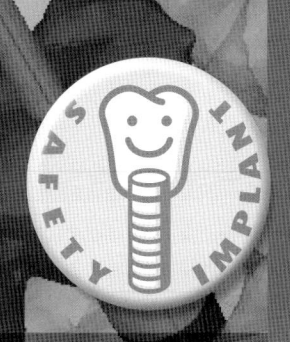

安全・確実をサポートする
インプラント治療の決定版！

あらゆる角度から検証した精度の高いシミュレーションを、オペで忠実に実現。
SimPlant＋SurgiGuideは、安全で確実なインプラント治療をサポートする最先端のツールです。

新バージョンSimPlant10発表！
※詳細は下記日程の発表セミナーにて

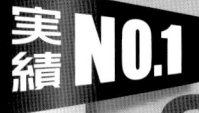

実績NO.1 インプラント術前シミュレーションソフト

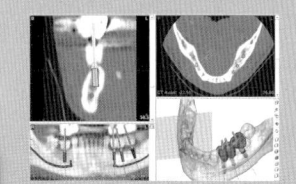

SimPlant® シムプラント

SimPlantは世界のスタンダードです。
SimPlantは、そのクオリティと機能で、世界中のドクターから絶大な評価と信頼を得ています。

歯科インプラント用ドリルガイド

SurgiGuide サージガイド
薬事申請済み

術式に合わせたタイプをご用意しております。

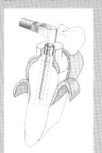

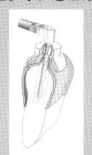

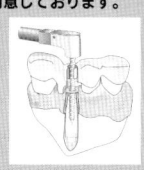

骨支持　粘膜支持　歯牙支持

★ NEWS ★

SimPlant10 発表セミナー
4月16日 大阪
　講師：伊藤 雄策 先生（大阪市開業）
5月14日 東京
　講師：月岡 康之 先生（東京都開業）

SurgiGuide Certificate Cource
4月9日 東京　6月18日 仙台　7月16日 名古屋
　講師：井汲 憲治 先生（群馬県高崎市開業）
5月21日 福岡　6月4日 大阪
　講師：伊藤 雄策 先生（大阪市開業）

☐ 資料請求　☐ 各種お申し込み　下記に必要事項をご記入の上、FAXでお送りください。

(株)横河マテリアライズ 営業 行

病院名　　　　　　　　　　　　　　科名
お名前
ご住所　〒
電話番号　　　　　　　　　FAX番号
e-mail

株式会社 横河マテリアライズ Materialise Yokogawa Inc.

Tel.047-435-6115　Fax.047-435-6138　http://www.simplant.jp
〒273-0026 千葉県船橋市山野町47-1 横河第2テクノビル

インプラント安定指数測定器
Osstell™ mentor

オステル メンターはインプラント治療の評価に必要なデータを提供します

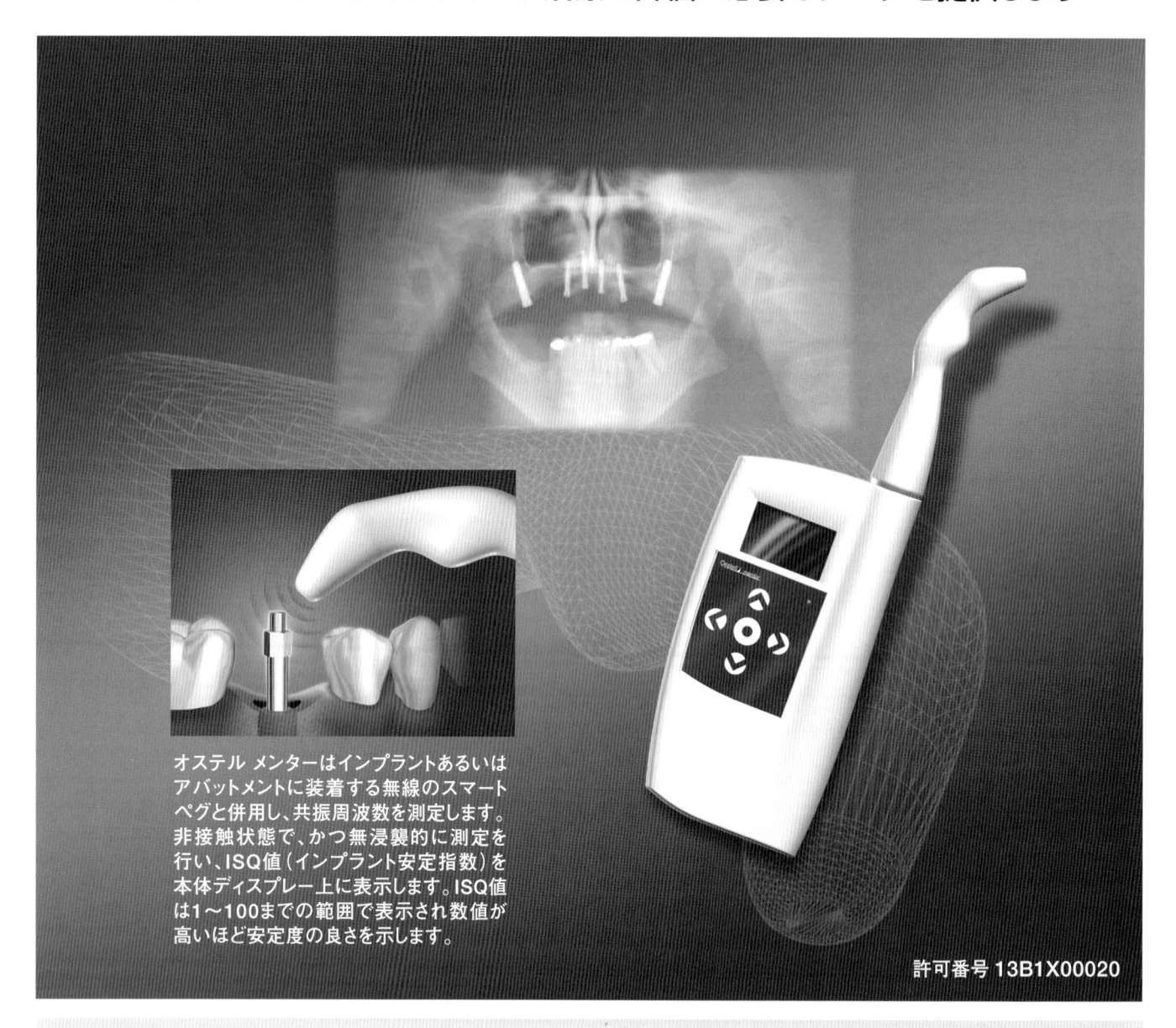

オステル メンターはインプラントあるいはアバットメントに装着する無線のスマートペグと併用し、共振周波数を測定します。非接触状態で、かつ無浸襲的に測定を行い、ISQ値（インプラント安定指数）を本体ディスプレー上に表示します。ISQ値は1～100までの範囲で表示され数値が高いほど安定度の良さを示します。

許可番号 13B1X00020

Osstell™ mentorは、

- インプラントの安定性を測定します。その結果からインプラントへの機能時期を予測することが可能です。
- 発生する可能性のある不具合を予見します。このことで適切な対処方法をとることが可能です。
- インプラント治療の評価に必要なデータを提供します。また測定数値を蓄積します。

■ お問合せ先： 株式会社デニックス・インターナショナル 〒151-0051 東京都渋谷区千駄ヶ谷1-7-16 TEL(03)5775-0515 FAX(03)5775-0571

製造元 Integration Diagnostics

Integration Diagnostics AB,
Göteborgsvägen 74, SE 433 63 Sävedalen, Sweden
Tel: +46(0)31-340 82 50 Fax: +46(0)31-41 31 15
www.osstell.com

輸入販売元 DENICS INTERNATIONAL

株式会社デニックス・インターナショナル
〒151-0051 東京都渋谷区千駄ヶ谷1-7-16
Tel:03-5775-0515
http://www.denics.co.jp

マージナルボーンロスを受け入れますか？

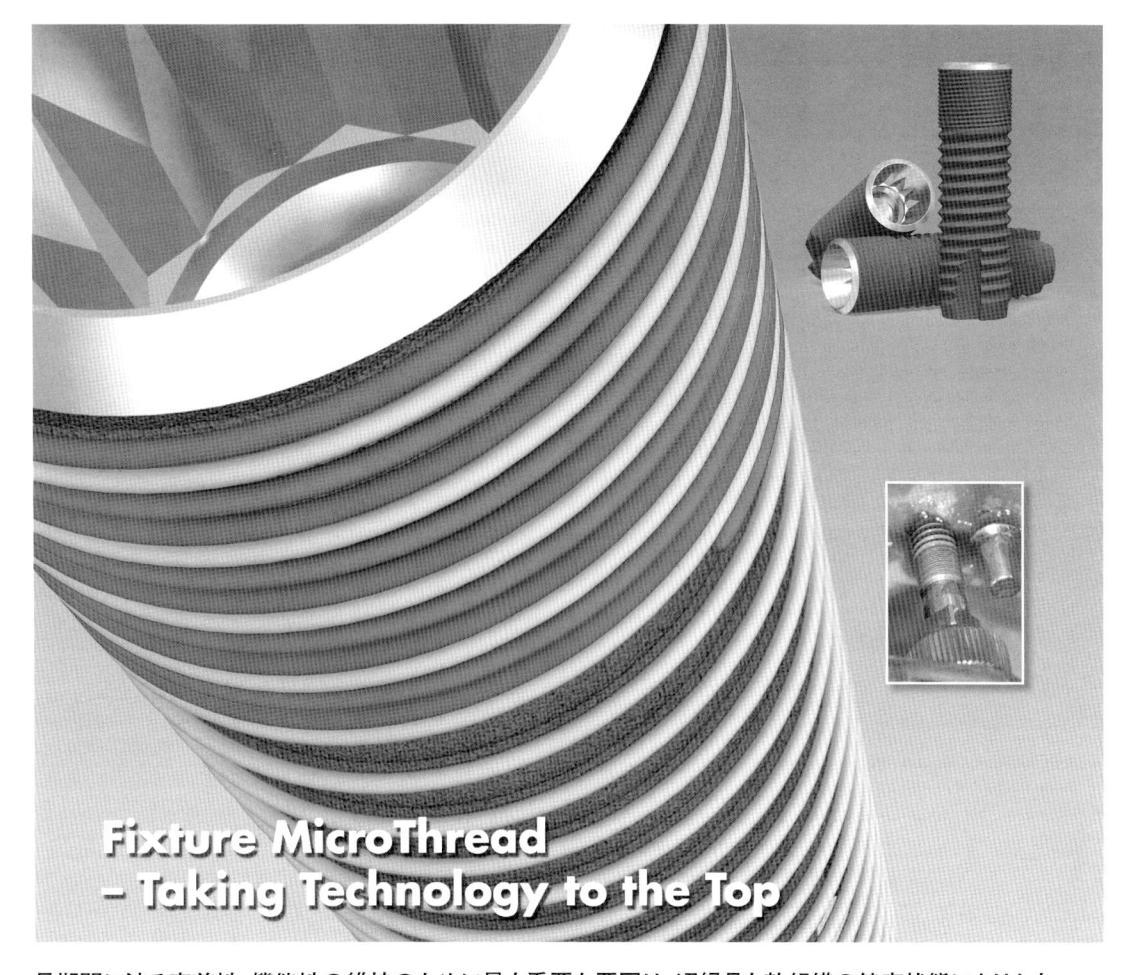

Fixture MicroThread – Taking Technology to the Top

長期間に渡る審美性・機能性の維持のために最も重要な要因は、辺縁骨と軟組織の健康状態にあります。

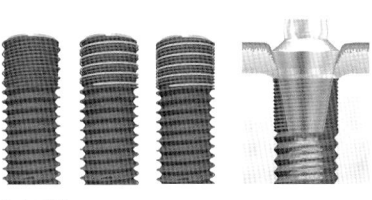

【審美】
アストラテックインプラントでは、フィクスチャー頸部にマイクロスレッドという小さなスレッドを施し、周囲骨にかかる荷重を良好に分配することにより辺縁骨の吸収を最小限に抑えます。骨を維持する事が、軟組織乳頭の形成をサポートし、ブラックトライアングルを排除することを可能にし、審美的な成功を提供します

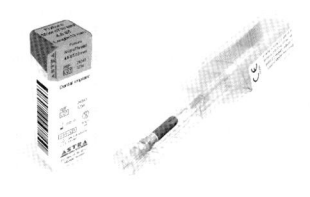

【シンプル】
フィクスチャーMicrothread™は、プリマウントパッケージされ、従来のフィクスチャーアダプターを接続する手間を省くことにより、埋入時間の短縮を可能としています。

著者	雑誌・学会	患者数	埋入本数	追跡年数	生存率	骨レベル	乳頭成長
Chaffee N. et al	J Prosth Dent 2002; 1	58	116	3			
Cooper L. et al	JOMI 2001; 16	51	57	1	96.2%	− 0.59	+ 0.61
Cooper L. et al	JOMI 1999; 14	58	116	2	95.7%		
Karlsson U. et al	I J Prosth 1997;11	47	47	2	100%	− 0.31	
Kemppainen P et al	JOMI 1997; 77	37	56	1	97.8%	− 0.13	
Kugelberg CF et al	AO 2000	60	80	3	98.8%	− 0.16	
Nordin T. et al	COIR 1998; 9	10	25	1	100%	− 0.05	
Norton MR et al	COIR 1998; 9	49	60	1–4	100%	− 0.42	
Norton MR et al	JOMI 2002;17	17	40	2–3	97%*	− 0.50	
Norton MR et al	I J Perio Rest Dent 1997;19	27	39	1–4	100%		
Palmer R. et al	COIR 2000; 11	15	15	5	100%	+ 0.08**	

* 追跡不能患者（死亡1名・ガン1名）を失敗に含めた場合は累積生存率90%
** ベースラインからの計測

【信頼】
マイクロスレッドの効果により、辺縁骨部位でのピークストレスを軽減し、加重を均等に分配します。その結果、多数の報告から良好な辺縁骨レベルの維持と高い生存率を示す結果が示されています。

ASTRA TECH DENTAL

A company in the AstraZeneca Group

ASTRA ASTRA TECH

■製造販売元
株式会社 デニックス インターナショナル
〒151-0051 東京都渋谷区千駄ヶ谷1-7-16
TEL (03) 5775-0515　FAX (03) 5775-0571　http://www.denics.co.jp

承認番号　20700BZG00070000
　　　　　20800BZG00033000
　　　　　20800BZG00034000
許可番号　13B1X00020

別冊 Quintessence DENTAL Implantology　究極のインプラント治療への挑戦
オッセオインテグレイション・スタディクラブ・オブ・ジャパン
4thミーティング抄録集

2006年4月10日　第1版第1刷発行

編　　　集　　宮本　泰和
　　　　　　　みやもと　やすかず

発 行 人　　佐々木　一高

発 行 所　　クインテッセンス出版株式会社
　　　　　　東京都文京区本郷3丁目2番6号　〒113-0033
　　　　　　クイントハウスビル　電話(03)5842-2270(大代表)
　　　　　　　　　　　　　　　　　 (03)5842-2272(営業部)
　　　　　　　　　　　　　　　　　 (03)5842-2276(QDI編集部直通)
　　　　　　web page address　http://www.quint-j.co.jp/

印刷・製本　　大日本印刷株式会社

©2006　クインテッセンス出版株式会社　　　　禁無断転載・複写
Printed in Japan　　　　　　　　　　　　落丁・乱丁はお取り替えします
　　　　　　　　　　　　　　　　　　　　ISBN4-87417-902-9　C3047

定価は表紙に表示してあります